SMOOTHIES REZEPTBUCH

Leckere Und Gesunde Smoothie Und Blast Rezepte

(Leckere Smoothie Rezepte Zum Abnehmen, Inklusive Grüne Smoothies Rezepte)

Dirk Lowe

Herausgegeben von Alex Howard

© **Dirk Lowe**

All Rights Reserved

Smoothies Rezeptbuch: Leckere Und Gesunde Smoothie Und Blast Rezepte (Leckere Smoothie Rezepte Zum Abnehmen, Inklusive Grüne Smoothies Rezepte)

ISBN 978-1-990334-88-7

☐ Copyright 2021 - Alle Rechte vorbehalten.

Dieses Dokument zielt darauf ab, genaue und zuverlässige Informationen zu dem behandelten Thema und Themen bereitzustellen. Die Publikation wird mit dem Gedanken verkauft, dass der Verlag keine buchhalterischen, behördlich zugelassenen oder anderweitig qualifizierten Dienstleistungen erbringen muss. Wenn rechtliche oder berufliche Beratung erforderlich ist, sollte eine in diesem Beruf praktizierte Person bestellt werden.

- Aus einer Grundsatzerklärung, die von einem Ausschuss der American Bar Association und einem Ausschuss der Verlage und Verbände gleichermaßen angenommen und gebilligt wurde.

Es ist in keiner Weise legal, Teile dieses Dokuments in elektronischer Form oder in gedruckter Form zu reproduzieren, zu vervielfältigen oder zu übertragen. Das Aufzeichnen dieser Veröffentlichung ist strengstens untersagt und jegliche Speicherung dieses Dokuments ist nur mit schriftlicher Genehmigung des Herausgebers gestattet. Alle Rechte vorbehalten.

Die hierin bereitgestellten Informationen sind wahrheitsgemäß und konsistent, da jede Haftung in Bezug auf Unachtsamkeit oder auf andere Weise durch die Verwendung oder den Missbrauch von Richtlinien, Prozessen oder Anweisungen, die darin enthalten sind, in der alleinigen und vollständigen Verantwortung des Lesers des Empfängers liegt. In keinem Fall wird dem Verlag eine rechtliche Verantwortung oder Schuld für etwaige Reparaturen, Schäden oder Verluste auf Grund der hierin enthaltenen Informationen direkt oder indirekt angelastet.

Der Autor besitzt alle Urheberrechte, die nicht beim Verlag liegen.

Die hierin enthaltenen Informationen werden ausschließlich zu Informationszwecken angeboten und sind daher universell. Die Darstellung der Informationen erfolgt ohne Vertrag oder Gewährleistung jeglicher Art.

Die verwendeten Markenzeichen sind ohne Zustimmung und die Veröffentlichung der Marke ist ohne Erlaubnis oder Unterstützung durch den Markeninhaber. Alle Warenzeichen und Marken in diesem Buch dienen nur zu Erläuterungszwecken und gehören den Eigentümern selbst und sind nicht mit diesem Dokument verbunden.

INHALTSVERZEICHNIS

KAPITEL 1: SMOOTHIES KENNENLERNEN 1

Was sind Smoothies? 2

KAPITEL 2: ABNEHMEN, ENTGIFTEN, ENTSCHLACKEN 6

Brombeer-Smoothie mit Chia-Samen 14
„Sandia" 16
Grüner Kokosnuss-Mango-Limetten Smoothie mit Grünkohl 17
Ananas-Himbeere Smoothie 18
Salat-Himbeer-Smoothie 19
Spinat-Frucht-Smoothie 20
Himbeer-Orangen-Smoothie 21
Der Apfel Fenchel Smoothie 22
Grüne Ananas: 23
BEEREN SMOOTHIE 25
Ananas-Bananen-Kiwi Smoothie 26
Zubereitung: 26
Citrus your Life 27
Mandelmilch-Obst-Smoothie 28
„Vitamin- Explosion" 29
Go-To Grüner Saft 30
Ananas-Spinat-Smoothie 31
Grüner-Heidelbeer-Smoothie 32
Pfirsich-Pflaumen-Smoothie 33
Bananen-Kiwi-Smoothie 34
Gelber Smoothie Kurkuma-Mango 35
Nice-Green: 36
MANDEL SMOOTHIE 37
Rote Beete-Smoothie 38
Zubereitung: 38
Little Sunshine 39
„Grüner Morgen" 40
Grünkohl Smoothie mit Ananas und Banane 41
Salat-Himbeer-Smoothie 42

Melone-Bananen-Smoothie	43
Green Hawaii	44
Wassermelonen-Gurken-Smoothie	45
Tropical Smoothie	46
Beerenschock:	47
Apfel-Cranberry Smoothie	48
Orangen-Bananen-Smoothie	49
Zubereitung:	49
Tropical-Holliday	50
Wake up!	51
Vitamin- Power- Smoothie"	53
Zitronen Sellerie Smoothie	54
Trauben-Smoothie	55
Salat-Bananen-Smoothie	56
Spargel Smoothie	57
Bromber-Smoothie	58
Yellow-Nut:	59
Kokos-Ananas Smoothie	60
Beeren-Joghurt-Smoothie	61
Zubereitung:	61
Malima	62
„Qual der Wahl"	63
Preisel-Erdbeer Smoothie mit Orange	64
Kohl-Kokos-Smoothie	65
Salat-Smoothie-Mix	66
Brennnessel- Löwenzahn Smoothie 1	67
Melonen-Smoothie	68
Lady-Killer:	69
Möhren Smoothie	70
Grüner-Kokos-Smoothie	71
Zubereitung:	71
Kispi	72
„Kaugummi- Beeren- Smoothie"	73
Laugenglück	74
Gurken-Zucchini-Johannisbeeren-Smoothie	75
Spinat-Mandarinen-Smoothie	76

Feldsalat- Birnen Smoothie 77
Vitamin-Bombe: 78
GRÜNER BEEREN SMOOTHIE 79
Superfood-Smoothie 80
Zubereitung: 80
„Spinat- Mandel- Smoothie vol. 2" 81
Grünkohl Smoothie mit Ananas und Banane 82
Papaya-Spinat-Smoothie 83
Karotte-Fenchel-Grapefruit-Smoothie 84
Grüner- Ananas Smoothie 85
BANANEN-WASSERMELONEN SMOOTHIE 86
Birnen-Bananen-Smoothie 87
Zubereitung: 87
Grüner Kürbis Smoothie 88
Classic- Green Smoothie 89
Get Lucky! 90
Bananen - Mandel Smoothie 92
Spinat Kurkuma Smoothie 93
Geeignet für 93
Pfirsich und Himbeer Smoothie 95
Grüner – Smoothie 96
Der Power-Booster 97
Smoothie mit Haferflocken und Joghurt 99
Leckerer Anti Aging Smoothie 100
Granatapfel-Zitrus Punch 101
Detox extreme 102
Ananas - Wirsing Smoothie 104
Spinat Obst Kokossmoothie 105
Geeignet für 105
Melonen- und Kiwi Smoothie 106
Sahne - Erdbeer – Smoothie 2 107
Papaya-Pfirsich Smoothie 108
Erdbeer – Apfel – Kiwi - Smoothie 110
Ananas Traum 111
Grüner Wassermelonen-Zimt Smoothie 112
Vanille- Erdbeer Shake 113

DIESER MOMENT GEHÖRT MIR!	114
RADIESCHEN - KIWI - APFEL SMOOTHIE	116
SPINAT MELONEN SMOOTHIE	117
GEEIGNET FÜR	117
APFEL- UND ORANGENSAFT	118
LIMETTEN - MANGO - SMOOTHIE	119
DER BASILIKUM-MANGO SMOOTHIE	120
SPINAT – ANANAS – BANANEN – SMOOTHIE MIT CHIA-SAMEN	122
APFEL ZIMT SMOOTHIE	123
WASSERMELONEN PFIRSICH ERDBEER SMOOTHIE	124
GUAVA ANANAS BANANEN SMOOTHIE	125
PAPAYA SMOOTHIE	126
MONDSCHEIN-DRINK	127
DREIFRUCHT SMOOTHIE	129
GEEIGNET FÜR	129
NEKTARINEN-, CLEMENTINEN- UND ORANGENBLÜTENWASSERSAFT	130
SOMMERLICHER MELONEN – APFEL - SMOOTHIE	131
ERDBEER-WASSERMELONEN-SMOOTHIE	132
BANANEN - APFEL – ERDNUSSBUTTER - SMOOTHIE	133
PETERSILIE MANGO SMOOTHIE	134
HERBST KURKUMA SMOOTHIE	135
SCHARFER APFEL SMOOTHIE	136
APFEL- GRANATAPFEL SMOOTHIE	137
HONOLULU NIGHTS	138
HIMBEEREN JOGHURT SMOOTHIE	140
GEEIGNET FÜR	140
DIABETIKERSAFT	141
ENTSCHLACKENDER - SMOOTHIE	142
ERDBEER SPINAT SMOOTHIE	143
APFEL ZIMT SMOOTHIE	144
GRÜNER WASSERMELONEN-ZIMT SMOOTHIE	145
JOHANNISBEEREN SMOOTHIE	146
GEEIGNET FÜR	146
RAUS AUS DEN FEDERN!	148
WASSERMELONEN-GURKEN-SMOOTHIE/SLUSHIE	149
HERBST POWER SMOOTHIE	150

APFEL FENCHEL SMOOTHIE	151
MANGO ERDBEEREN SMOOTHIE	152
GEEIGNET FÜR	152
GEMÜSESAFT	153
MANGO-WASSERMELONEN-SMOOTHIE	154
FRÜHSTÜCKS SMOOTHIE	156
GEEIGNET FÜR	156
GEMISCHTER BEEREN-MILCHSHAKE	157
KIWI - MANGO - INGWER – SMOOTHIE	158
CREMIGER WINTER SMOOTHIE	159
HERBSTLICHER SCHOKO TRAUM	160
OBST SPINAT SMOOTHIE	161
GEEIGNET FÜR	161
SCHOKO- UND PISTAZIEN-SMOOTHIE	162
BIRNEN WINTER ZAUBER	163
BANANEN DATTEL SHAKE	164
GEEIGNET FÜR	164
PAPAYA- UND LIMETTENGRANITA	165
BANANEN SCHOKO WINTER GENUSS	166
APFELSTREUSEL SMOOTHIE	167

Kapitel 1: Smoothies kennenlernen

Mit Smoothies kannst du auf angenehme Weise Gewicht verlieren. Sie sind in kurzer Zeit und mit wenig Aufwand zubereitet. Alle Zutaten für die Zubereitung sind leicht in Supermärkten und Lebensmittelgeschäften erhältlich. Sie helfen den Appetit zu zügeln und liefern dir die Nährstoffe, die du für deine Alltagsaufgaben benötigst. Sie schmecken gut und man kann sie leicht in jede Art von Diät einbauen.

Die Kalorien, die dein Smoothie enthalten wird, werden von dir festgelegt, da du die verwendete Menge an Früchten oder Gemüse bestimmst. Die richtige Menge an Kalorien abhängig von den verwendeten Smoothies in Kombination mit einer gesunden Ernährung und etwas körperlichem Training, kann dir dabei helfen auf die bestmögliche Weise Gewicht zu verlieren.

Dieses Buch enthält Tipps und Tricks für die Herstellung von gesunden Smoothies, die auch großartig schmecken. Es enthält Vorschläge für unterschiedliche Arten von Smoothies, die du zum Frühstück, Mittagessen und Abendessen zu dir nehmen kannst. Dir werden die leckeren Ideen nicht ausgehen, wenn du dieses Buch als Ratgeber verwendest, um deine gesunden Smoothies zu mischen.

Als zusätzlichen Bonus und kleine Hilfestellung, um dein Wunschgewicht zu erreichen, wirst du auch großartige Tipps zur Gewichtsabnahme, Trainingstipps und Nährwerteangaben zu deinem Lieblingssmoothie erhalten. Du wirst die besten Rezepte für unterwegs bekommen, die leicht vorzubereiten sind, und die besten Rezepte für den Fall, dass du einmal wenig Zeit hast. Wenn du beispielsweise einen Marathon laufen musst, dann gibt es einen Smoothie, der dich in deiner Ausdauer und dem Erhalt deiner Stärke unterstützt Wenn du stärker werden musst, um bei einem Wettkampf im Gewichtheben teilzunehmen, dann gibt es auch dafür ein einfaches Smoothie-Rezept.

Was sind Smoothies?

Man weiß nicht wer Smoothies ursprünglich erfunden hat. Es ist eine bekannte und beliebte Technik zur Lebensmittelverarbeitung, mit der viele Menschen auf der Welt vertraut sind. Smoothies begegnen dir egal wo du auch hingehst. Es gibt keine Einzelperson, die über ein Patent für einen bestimmten Smoothie verfügt. Manche Ernährungs- und Fitnessexperten kreieren jedoch ihre eigenen geheimem Smoothiemischungen, die sie anschließend vermarkten. Smoothies werden zubereitet, indem man Früchte, Gemüse und andere Lebensmittel-produkte, wie Milch und Eis, kombiniert oder vermischt. Man wirft diese in einen Mixer, um sie zu zermahlen und zu vermischen, bis die Mixtur cremig-weich ist - daher auch der Name Smoothie (engl. smooth = weich).
Menschen auf der ganzen Welt haben Smoothies unzählige Male verwendet, um ihnen bei der Gewichtsabnahme zu helfen. Das liegt daran, dass

Smoothies, mit den richtigen Zutaten, den Körper mit Nährstoffen versorgen, ohne viele zusätzliche Kalorien zuzuführen. Smoothies können nahrhaft und köstlich sein und dir trotzdem dabei helfen Gewicht zu verlieren.

Bei der Zubereitung von Smoothies neigen viele Leute dazu Zutaten für etwas Konsistenz hinzuzufügen, wie z.B. Haferflocken und Nüsse. Andere bereiten lieber Smoothies zu, die cremig sind, indem sie eine oder zwei Tassen Joghurt oder Milch hinzugeben. Wenn man Eiscreme zu Früchten hinzufügt, dann wird daraus eher ein Milchshake als ein Smoothie.

Für die Geschmacksrichtungen eines Smoothies gibt es keine Grenzen, es sind deiner Fantasie keine Grenzen gesetzt.. Damit ein Smoothie bei der Gewichtsabnahme unterstützen kann, muss er mehr Gemüse und Früchte enthalten und weniger Zucker und andere süße Zutaten. Manchen schmeckt ein Smoothie dieser Art daher zeitweise etwas bitter. Es gibt jedoch Menschen, die es bevorzugen Gemüse, wie z.B. Grünkohl, Spinat und anderes dunkelgrünes Blattgemüse, in Form eines Smoothies zu sich zu nehmen, anstatt es zu essen.

Smoothies bringen geschmackliche Abwechslung in Diäten zur Gewichtsabnahme. Die meisten Diäten scheinen eintönig zu sein, durch das ganze grüne Gemüse, das man essen muss. Es kann Menschen schnell langweilig werden immer dasselbe zu essen. Sie können auch das Gefühl haben, dass ihnen etwas fehlt, weil sie ihr Lieblingsessen nicht essen können. Einen Smoothie dazuzunehmen, der aus natürlich süßen

Früchten gemacht ist, wie z.B. Himbeeren und Blaubeeren, kann möglicherweise helfen das so „langweilige Gemüse", durch den süßeren, fruchtigeren Geschmack, interessanter zu machen.

Manche Menschen neigen dazu wichtige Nährstoffe aus der Nahrung nicht zu sich zu nehmen, besonders wenn sie ein spezielles Diätprogramm befolgen, weil sie weniger essen. Zu diesen Nährstoffen, die von Menschen auf Diät wie verrückt gemieden werden, zählen die Kohlenhydrate. Kohlenhydrate versorgen dich mit der Energie, die du für den Tag benötigst. Sie stecken in stärkehaltigen Lebensmitteln, wie Reis und Weizen. Wenn Menschen ein bestimmtes Diätprogramm befolgen, dann werden Kohlenhydrate oft minimiert und manchmal komplett gestrichen. Smoothies sind eine großartige Quelle für fehlende und zusätzliche Nährstoffe, wenn Nahrungsergänzungsmittel in Pulverform und Kräuter-Nahrungsergänzungsmittel dazugegeben werden.

Smoothies sind großartig, weil sie den Körper mit zusätzlichen Ballaststoffen versorgen, die der Körper benötigt. Manche Menschen essen nicht genügend Ballaststoffe und dadurch ist es schwerer für sie Gewicht zu verlieren. Die Ballaststoffe in den gemixten Früchten und im Gemüse erhöhen auf einfache Weise deine Ballaststoffzufuhr. Smoothies werden im Vergleich zu Fruchtsäften, aufgrund des höheren Ballaststoffgehalts, oft als die bessere Wahl empfunden.

In diesem Kapitel hast du gelernt wie wichtig Smoothies beim Abnehmen und beim Halten eines gesunden Gewichts sind. Im nächsten Kapitel sprechen wir über die Fettverbrennung und die Smoothies, die dabei helfen können.

Kapitel 2: Abnehmen, Entgiften, Entschlacken

Smoothies sind nicht nur gesund, sie sind auch ein wunderbarer Unterstützter wenn man abnehmen möchte. Damit tut man sowohl der Waage als auch dem eigenen Körper und Wohlbefinden etwas Gutes. Um mit Smoothies abnehmen zu können, müssen es nicht immer die grünen sein. Genauso eignen sich fruchtige Smoothies, es kommt ganz auf die Zutaten an.

Neben dem positiven Effekt auf das Körpergewicht wirkt sich das Abnehmen mit Smoothies außerdem positiv auf das Immunsystem aus und der Geschmack kommt auch nicht zu kurz. Im Gegensatz zu Fast Food sind Smoothies die reinsten Vitalbomben, enthalten jede Menge Vitamine, Mineralstoffe und Spurenelemente. All diese Stoffe sind notwendig, damit man auf eine gesunde Art und Weise abnehmen kann. Die Anreicherung mit Ballaststoffen ist dahingehend wichtig, dass dadurch die allseits bekannten Heißhungerattacken vermieden werden können. Ballaststoffe versorgen den Körper mit den notwendigen Elementen und halten gleichzeitig länger satt. Eine wunderbare Kombination also.

Wer jetzt denkt, dass er sich beim Abnehmen mit Smoothies gar nichts mehr erlauben kann, der kann beruhigt werden. Denn auch mit den Smoothies kommt der Genuss nicht zu kurz. Je nach Laune und

Appetit kann das Obst oder Gemüse frei gewählt werden und an einem Tag, an dem mal ein paar Kalorien mehr offen sind, ist auch ein ordentlicher Schuss Kokosmilch erlaubt. Mit noch etwas Kakao und Banane dazu kann aus dem Smoothie schnell eine gesunde Milchshakevariante werden. Ausprobieren lohnt sich.

Und wenn der Heißhunger dann doch mal um die Ecke schaut und nicht ohne weiteres wieder verschwindet, kann die Banane einfach mal tiefgekühlt püriert werden. Das setzt natürlich einen entsprechenden Mixer mit einem Hochleistungsmotor voraus. Kombiniert mit etwas rohem Kakao, Zimt und Vanille ist im Nu eine gesunde Eiscreme fertig gemixt und kann ohne schlechtes Gewissen verspeist werden. Je länger die Smoothies im Ernährungsplan einen Platz gefunden haben, desto mehr wird sich der Körper daran gewöhnen und regelrecht nach den Vitaminbomben verlangen. Und siehe da, hat man plötzlich Heißhunger auf Smoothies.

Neben dem Abnehmen stellen sich noch weitere Vorteile wie beispielsweise eine Entgiftung und Entschlackung ein, dazu aber später mehr. Wer längerfristig abnehmen möchte, sollte darauf achten, Rezepte zu verwenden, die dauerhaft in die eigene Ernährung aufgenommen werden können. Denn nichts ist schlimmer, als die Qual, jeden Morgen einen Smoothie zu trinken der nicht schmeckt. Ist das Wunschgewicht dann endlich erreicht, wird die nicht schmeckende Mahlzeit prompt vom Speiseplan gestrichen und durch zuckerhaltige Milchshakes ersetzt. Endlich wieder schlemmen, das Wunschgewicht ist ja erreicht. Und genau da liegt der Fehler.

Der Jojo-Effekt wird nicht lange auf sich warten lassen und mit ihm die Frustration, dass die Schinderei völlig umsonst gewesen ist. Deshalb ist es umso wichtiger, Smoothies herzustellen, die auch schmecken und am liebsten jeden Tag getrunken werden wollen.

Mit Smoothies lässt sich nicht nur wunderbar abnehmen, sondern auch effizient entgiften. Bei einer Entgiftung werden, wie der Name schon sagt, giftige Stoffe aus dem Körper befördert. Das bedarf etwas Zeit und vor allem die richtigen Zutaten. Neben dem Trinken von Smoothies ist es ratsam, viel Wasser zu trinken, hin und wieder in die Sauna zu gehen und leicht zu trainieren. All diese Maßnahmen in Verbindung führen zu einer hervorragenden Entgiftung.

Aber zurück zum Smoothie und zu den optimalen Zutaten, um eine Entgiftung zu fördern. Das erste entgiftende Gemüse, was durchaus in einem Smoothie Platz finden kann, ist Fenchel. Das klingt in erster Linie vielleicht nach Bauchschmerzen, schmeckt aber wunderbar. Das Wurzelgemüse ist besonders für Lakritzliebhaber ein Geheimtipp. Fenchel hat die natürliche Fähigkeit, Flüssigkeiten aus dem Körper zu spülen und gleichzeitig entgiftend zu wirken. Außerdem ist Fenchel in der Lage, Glutathion zu aktivieren, einem Antioxidant, welches in der Leber sitzt und nach Aktivierung freie Radikale bekämpft. Am besten wird der Fenchel erst entsaftet und der Saft anschließend in den Smoothie gegeben.

Weiter geht es mit Koriander. Ein spaltendes Gewürz, denn die einen lieben es und die anderen hassen es. Für erstere sei ans Herz gelegt, das Gewürz mit in den Smoothie zu packen. Denn so wird dem Körper geholfen, lästige Schwermetalle loszuwerden. Dazu gehören unter anderem Blei und Quecksilber. Die Stoffe in den Blättern können sich mit diesen Schwermetallen verbinden und sie somit aus dem System spülen. Einfacher geht's kaum. Wer den Geschmack jedoch absolut nicht ertragen kann, sollte alternativ Petersilie verwenden.

Zitronen und Limetten sollten ebenfalls fester Bestandteil einer Entgiftungskur sein. Sie beinhalten ohne Ende Vitamin C und helfen dem Körper, das saure und alkalische Gleichgewicht zu bewahren.

Was vielleicht nicht jeder bei einer Entgiftung zu sich nehmen würde, aber durchaus eine Hilfe sein kann, ist die Wassermelone. Die große wässrige Frucht hilft unserem Körper vor allem, die Nieren und die Leber zu spülen, da der Wasseranteil sehr hoch ist. Der Star unter den Entgiftungszutaten ist definitiv die Ingwerwurzel. Die Kräfte aus der scharfen Wurzel unterstützen die Verdauung und stärken das Immunsystem. Außerdem wirkt Ingwer entzündungshemmend und hilft dank der verdauungsfördernden Eigenschaften, die Giftstoffe schneller aus dem Körper zu führen.

Grüner Tee war ebenfalls schon ein Tipp als Zutat und ist auch im Zusammenhang mit der Entgiftung nennenswert. Nebenbei bemerkt hat dieser Tee keine Kalorien und dafür umso mehr Antioxidantien. Darüber hinaus hilft er dem Körper, mehr Urin zu produzieren und somit Gifte schneller loszuwerden.

Rucola ist auch eine Zutat, die dem Smoothie eine scharfe Note verleiht und gleichzeitig entgiftende Wirkungen hat.

Inhaltsstoffe wie Indol-3-Carbinol und Sulfuraphan helfen dem Körper beim Loswerden von Giften.

Auch wenn es sich vielleicht nicht jeder im Smoothie vorstellen kann, aber Kohl sollte bei einer Entgiftungskur ebenfalls nicht fehlen. Jede Menge Ballaststoffe und auch Chlorophyll haben positive Eigenschaften für uns Menschen und unterstützen gleichzeitig den Entgiftungsprozess. Denn Ballaststoffe beispielsweise haben den Vorteil, dass sich Gifte daran binden und gemeinsam mit den Ballaststoffen ausgeschieden werden.

Chlorophyll dagegen ist ein weiterer Helfer, Schwermetalle aus dem Körper zu entfernen. Denn auch daraus muss kein Geheimnis gemacht werden: Wer entgiften möchte, muss ausscheiden.

Weiter geht es mit der guten alten Kresse. Ein kleines aber wirkungsvolles Pflänzchen, was sich in einem Smoothie wunderbar verarbeiten lässt. Die Kresse hilft dem Kreislauf und versorgt das Gewebe mit Sauerstoff. Und auch auf die Haut hat es positive Auswirkungen, so wie der komplette Entgiftungsprozess auch.

Weizengras ist ein Bestandteil, der aus den aktuellen Büchern rund um gesunde Ernährung und Smoothies nicht fehlen darf. Geschmacklich lässt das Gras zwar zu wünschen übrig, aber die Wirkungen können sich durchaus sehen lassen. Entweder das Weizengras wird in Pulverform verwendet oder muss erst entsaftet werden, bevor es in den Smoothie kommt. Andernfalls wird das Gras nicht genug gespalten, um an die Nährstoffe zu gelangen.
Avocado wurde bereits mehrfach empfohlen, wenn man seinen Smoothie etwas cremiger haben möchte. Gleichzeitig wirkt sie sich auch äußerst positiv auf die Entgiftung aus. Denn die Fette in der Avocado sind monoungesättigt und helfen unter anderem, die Galle aus der Gallenblase zu befördern. Anschließend können dort Gifte besser verarbeitet werden. Außerdem sind die Fette ein Garant dafür, dass der Körper fettlösliche Vitamine aufnehmen kann. Das wären beispielsweise A, D, E und K. Ballaststoffe sind auch in Avocados enthalten und helfen zusätzlich beim Entgiften und sättigen.
Bei einer Entgiftung sollte auch die Reinigung des lymphatischen Systems nicht zu kurz kommen und um dies zu unterstützen, eignen sich Preiselbeeren wunderbar.
Welche Frucht man, ähnlich wie die Wassermelone, nicht unbedingt bei einer Entgiftungskur erwarten würde, ist die Ananas. Aber sie schmeckt nicht nur süß, sondern enthält auch das Enzym Bromelain. Dieses unterstützt die Verdauung und reinigt unter anderem

den Dickdarm. Dennoch sollte die Ananas nicht unbedingt mit Milch verwendet werden, denn durch den hohen Säuregehalt kann diese mitunter gerinnen.
Ein Klassiker unter den Entgiftungszutaten sind definitiv die Äpfel. Eigentlich sind sie sowieso in jedem Smoothie enthalten, also keine Zutat, an die man sich erst gewöhnen muss. Das in den Äpfeln enthaltene Pektin nimmt Gifte auf und leitet sie durch das Verdauungssystem aus dem Körper raus.
Spirulina und Chlorella sind Algen und das klingt im ersten Moment erst einmal nicht nach einer optimalen Zutat für einen leckeren Smoothie. Aber der Schein trügt, denn die Algen verleihen dem Smoothie zum einen einen wunderbar frischen Geschmack und zum anderen helfen sie auch dabei, Schwermetalle aus dem Körper zu leiten.
Der letzte Tipp für eine optimale Entgiftung mit Smoothies ist die Zugabe von Rüben, wie beispielsweise Rote Beete. Die Betalaine, die der Beete die rote Farbe verleihen, haben entzündungshemmende Eigenschaften und reparieren vor allem die Zellen in der Leber. Auch beim Durchspülen der Lmyphknoten sind sie eine große Hilfe.
All diese Zutaten helfen dem Körper, zu entgiften und können in Smoothies gepackt werden. Jedoch nicht alle auf einmal. Man sollte eine Auswahl treffen und die Zutatenliste immer wieder variieren. Ebenso sollte man sich gut auf eine Entgiftungskur mental einstellen, denn in den ersten Tagen kann es durchaus zu

Begleiterscheinungen wie Kopfschmerzen und Müdigkeit kommen. Dann heißt es Durchhalten, denn nach ein paar mehr Tagen geht es einem umso besser.
Diese Maßnahmen zur Entgiftung des Körpers gelten gleichzeitig als Entschlackung. Ist diese einmal durchgestanden, werden wir merken, dass wir viel mehr Lust auf gesundes Essen haben und Fast Food nur noch müde belächeln. Der Körper hat sich nach solch einer Kur darauf eingestellt, mit jeder Menge wertvollen Nährstoffen versorgt zu werden und verlangt dies künftig auch. Eine bessere Nebenwirkung gibt es kaum. Außerdem wird sich der Geschmack intensivieren. Ein Apfel wird plötzlich zur geschmacklichen Explosion und auch die Mango hat noch nie so gut geschmeckt, wie nach einer Entgiftungskur.

Brombeer-Smoothie mit Chia-Samen

Zutaten für 2 Personen:

2 EL Chia-Samen

250g Brombeeren, gefroren

400ml Milch, fetarm

2 EL Zitronensaft

30 – 40g Honig

Zubereitungszeit:

5 Minuten

Und so geht's:

Schritt 1:

Die Brombeeren etwas antauen. Man kann auch frische Brombeeren nehmen, aber mit geeisten Früchten wird der Smoothie etwas frischer.

Schritt 2:

Chia-Samen, Brombeeren, Milch und Zitronensaft in

den Mixer geben und pürieren. Während des pürieren den Honig dazu geben, damit sich dieser nicht am Boden festsetzt.

Schritt 3:

Die Mischung für 20 Minuten in den Kühlschrank stellen, damit die Chia-Samen quellen können.

„Sandia"

Zutaten:
- 200g Himbeeren
- 1/4 einer kleinen Wassermelone
- 15- 20 Minzblätter

Zubereitung:
Zu Beginn muss die kleine Wassermelone in Stücke geschnitten und anschließend die drei anderen Zutaten beigemischt werden. Nun brauchst du die Zutaten nur noch zu pürieren und mit einem Minzblatt dekoriert servieren. Lass es dir schmecken!

Grüner Kokosnuss-Mango-Limetten Smoothie mit Grünkohl

Zutaten
Eine Mango, geschält und entkernt
1/2 Limette, geschält und entkernt
1/2 gefrorene Banane, geschält und geschnitten
3 Becher Grünkohl
250ml ungesüßte Kokosmilch

Zubereitung
Alle Zutaten im Mixer auf hoher Geschwindigkeit für 30 Sekunden mixen. Genieß deinen Smoothie!

Ananas-Himbeere Smoothie

Zutaten

¼ frische Ananas, geschält
1 Handvoll Himbeeren
100 ml Apfelsaft

Zubereitung

Alle Zutaten in den Smoothie-Mixer geben und gut mixen.

Salat-Himbeer-Smoothie

Zutaten

150 ml stilles Wasser
50-80 g Himbeeren
6 Blätter Kopfsalat
1 Pfirsich, ohne Kern

Zubereitung

Alle Zutaten in den Smoothie-Mixer geben und gut mixen.

Spinat-Frucht-Smoothie

1 Handvoll Babyspinat
1 Birne
1 Banane
Saft einer halben Zitrone
1 Apfel (säuerlich)
Wasser

Zubereitung:
Anfangs nur den Babyspinat mit ein wenig Wasser mixen danach alles andere dazugeben.
Für eine Minute gut mixen. Das Rezept lässt sich allein durch das Verwenden unterschiedlicher Apfel- und Birnensorten auf vielfältige Art und Weise variieren. Nicht nur regional kann man sich einen Smoothie aussuchen, die Rezepte lassen sich auch wunderbar an die jeweilige Jahreszeit anpassen. Im Sommer will man sich lieber erfrischen lassen und im Winter sollte der Smoothie eher cremig und vollmundig sein. Außerdem können Komponenten wie Ingwer vor allem im Herbst und Winter dafür sorgen, dass sich das Immunsystem stärkt und Erkältungen und grippale Infekte besser abgewehrt werden können.

Himbeer-Orangen-Smoothie

Zubereitungszeit: ca. 10 Minuten - 4 Portionen

Zutaten:
- 500 g Himbeeren
- 400 g Naturjoghurt
- 600 ml Orangensaft (am besten selbst gepresst)
- Beliebig: Zucker

Zubereitung:

1. Waschen Sie die Himbeeren
2. Die Himbeeren und Joghurt in einen Mixer geben und ca. 1 Minute auf höchster Stufe cremig pürieren.
3. Mixer auf mittlerer Stufe einstellen und den Orangensaft dazu geben.
4. Je nach Wunsch können Sie Zucker oder mehr Orangensaft dazu gießen, bis die passend süße/Konsistenz erreicht ist.
5. Dazu passen auch Eiswürfel. Servieren und genießen.

Der Apfel Fenchel Smoothie

Zutaten:
1. 1 Apfel
2. 1 Birne
3. 1 kleine
4. Fenchelknolle
5. 2 getrocknete Feigen (gewürfelt)
6. 5 g frischer Ingwer (geschält)
7. 1 Kästchen Kresse

- Zutaten in den Mixer geben oder in den Thermomix und mit Wasser aufgießen bis alles bedeckt ist. Dann gut durchpürieren (Thermomix auf Stufe 10)
- Die Birnen enthalten das Stoffwechselanregende spur Element Jod. Und helfen zusätzlich beim Abbau von Schadstoffen.

Fazit:// es hört sich schlimmer an wie es schmeckt, es war auch nicht mein absoluter Liebling aber

1. Er war schnell gemacht
2. Es war kostengünstig
3. Ich wollte abnehmen
4. Es war einigermaßen „Lecker"

Was sollte ich sonst trinken? Wasser... Nein!

Wir müssen alle da durch, ich, du, der hinter dir ALLE!

Grüne Ananas:

1 Ananas
2 Bananen
2 Kiwis
200 ml Orangensaft
1 Handvoll Spinat

Viele denken bei grünen Smoothies direkt an die Gemüse-Bombe und schrecken daher zurück. Erdige Geschmäcker, langweilige Aromen...aber nein!
Mit diesem grünen Smoothie erhältst du nicht nur eine tolle grüne Farbe, sondern auch einen frischen Geschmack, da die Ananas den leicht erdigen Geschmack des Spinats überdeckt. Die Kiwi sorgt dann für ein ausgewogenes Aroma und der Spinat vor allem für die tief grüne Farbe.
Als erstes musst du die Ananas schälen und den Strunk entfernen. Hierbei würde ich dir empfehlen die Ananas ganz zu lassen und dann mit einer scharfen, großen Klinge von oben nach unten zu schälen, anschließend kannst du sie vierteln und an der inneren Spitze 0,5cm zu entfernen, dieser mittlere Teil der Ananas kann nämlich bittere Stoffe enthalten. Nun kannst du die Ananas und den Orangensaft, am besten frisch gepresst, zusammen pürieren.
Anschließend solltest du die Bananen und Kiwis schälen und dazu geben.
Den Spinat mit kaltem Wasser abwaschen und falls vorhanden die Stiele entfernen. Also nur die Blätter des

Spinats verwenden. Alles zusammen in den Mixer geben und gut pürieren.

Wenn du in den vorherigen Schritten immer gut püriert hast, sollte die gewünschte Konsistenz und Farbe nach kurzer Zeit erreicht sein. Falls die Bananen verhältnismäßig groß waren, kannst du den Smoothie ohne Probleme mit einem Schuss Wasser oder weiterem Orangensaft verdünnen.

Tipp: Die Ananas ist am aromatischsten, wenn sie nicht mehr so hart ist und du an der Schale schon einen intensiven, frischen Geruch wahrnehmen kannst.

BEEREN SMOOTHIE

Zutaten:

- 2 Bananen
- 300 ml Wasser
- 100 g Himbeeren
- 100 g Blaubeeren
- 100 g Erdbeeren

Step by Step:

Alle Zutaten in den Mixer geben und gut durchmixen.

Durchschnittliche Nährwerte

	Pro Portion
Brennwert	514 kcal
Kohlenhydrate	115,5 g
Eiweiß	6,0 g
Fett	1,7 g

Ananas-Bananen-Kiwi Smoothie

Zutaten:

Für 4 Portionen

1	Ananas
2	Bananen
2	Kiwis
200g	Blattspinat
200 ml	Orangensaft

Zubereitung:

- Ananas schälen und Strunk entfernen. In den Mixer mit Orangensaft pürieren.
- Bananen, Kiwis schälen und mit in den Mixer geben.
- Spinat Stiele entfernen, waschen und alles durchmixen.

Citrus your Life
„Ich hab' mal gehört „Sauer macht Lustig"

Zutaten für 1 Portion
- ☐ Saft einer Bio Zitrone
- ☐ Etwas Zitronen Schale
- ☐ Saft einer Bio Limette
- ☐ ½ Blutorange
- ☐ 1 Reife Banane
- ☐ 2 Bio Orangen (entweder Entsaften, oder einfach dir Orangenfilets mit in den Mixer geben, wenn du nichts gegen Fruchtfleisch hast. Und vielleicht entfernst du vorher die Kerne)

Tipp: Achte besonders bei Zitrusfrüchten darauf, dass sie BIO sind. Sie werden nämlich oft mit Chemikalien wie Imazilil, Orthophyenylphenol und Thiabendazol behandeld. Ich empfehle dir so behandelte Früchte zu meiden.

Nährwerte:390 Kcal, 76 Kohlenhydrate, 7g Eiweiß, 18g Ballaststoffe, 1,8g Fett

Mandelmilch-Obst-Smoothie

Zutaten für 1 Portion:

250ml ungesüsste Mandelmilch
1 TL gemahlene Leinsamen
50g Blaubeeren
0,5 kleine Banane
4 Eiswürfel
Pro Portion etwa:
165 kcal
8g Fett
18g Kohlenhydrate
5g Eiweiß

Zubereitungszeit:

5 Minuten

Und so geht's:

Ungesüßte Mandelmilch, gemahlene Leinsamen, TK-Blaubeeren, Banane und Eiswürfel in einem hohen Gefäß mixen. Diese Portion langsam und in kleinen schlücken trinken.

„Vitamin- Explosion"

Zutaten:
- 20- 30 Brombeeren
- 2 Birnen
- 3 Pfirsiche
- 2 Äpfel
- 1 L Wasser
- 2 EL Honig

Zubereitung:
Die Äpfel, Birnen und Pfirsiche schälen und in kleine Stücke schneiden.

Die Beeren waschen und mit dem restlichen zuvor geschnittenen Obst mixen und das kalte Wasser hinzugeben. Alles vermixen und mit Honig abschmecken.

Go-To Grüner Saft

Zutaten
Ein Becher roher Baby Spinat
1/2 Grüner Apfel, mit Schale
Eine Kiwi, geschält
Ungefähr 7cm Gurke
Ein Teelöffel Zitronensaft
Kleine Menge Wasser (siehe Zubereitung)
1/2 Becher prickelndes Zitronenwasser, kalt

Zubereitung
Die ersten Fünf Zutaten in einen Mixer vermischen, sollte etwas Wasser gebraucht werden, dieses hinzufügen. In ein Glass umfüllen und in prickelndes Wasser verrühren.

Ananas-Spinat-Smoothie

Zutaten

1 kleine Ananas, geschält
600 g Spinat
300 ml stilles Wasser

Zubereitung

Alle Zutaten in den Smoothie-Mixer geben und gut mixen

Grüner-Heidelbeer-Smoothie

Zutaten

1 Handvoll Kohlrabiblätter ohne Stängel
5 Blätter von Radieschen
1 Blatt vom Sellerie
150 g Heidelbeeren
3 entsteinte Zwetschgen

Zubereitung

Alle Zutaten in den Smoothie-Mixer geben und bis zur 1-Liter-Marke mit Wasser auffüllen. Gut mixen.

Pfirsich-Pflaumen-Smoothie

4 Nektarinen oder Pfirsiche
10 Pflaumen
1 Handvoll Babyspinat
Wasser nach Bedarf

Zubereitung:
Als erstes Babyspinat mit ein wenig Wasser mixen, dann die restlichen Zutaten hinzufügen.
Alles für eine Minute gut mixen.

Mehr braucht es nicht und die Nährstoffe wandern in Massen in den Körper.

Bevor der Winter endgültig Einzug hält, sollten die herbstlichen Kohlsorten nicht vergessen werden, welche wunderbar gegen Entzündungen wirken. Und auch Zimt kann eine Zutat sein, die einen so langsam auf die Winterzeit einstimmt.

Bananen-Kiwi-Smoothie

Zubereitungszeit: ca. 5 Minuten - 4 Portionen

Zutaten:
- 2 Bananen
- 2 Kiwis
- 1 Liter Orangensaft (am besten selbst gepresst)
- 1 TL Honig

Zubereitung:

1. Die Bananen und Kiwis schälen und in Stücke schneiden.
2. Die geschnittenen Bananen und Kiwis sowie Orangensaft und Honig in einen Mixer geben und auf höchster Stufe gut durch mixen.
4. Dazu passen auch Eiswürfel. Servieren und genießen.

Gelber Smoothie Kurkuma-Mango

1/2 Banane(n), alternativ Aprikosen oder Ananas
1 Stück(e)Kurkuma (Wurzel), ca. 2 cm Länge,
1 Mango(s)
1 TLKokosöl
1/2 TLZimt
1/4 TLIngwer
300 mlMandelmilch (
1/4 TLVanilleextrakt, alternativ 1 TL Vanillezucker

Die Bananenhälfte in Stücke schneiden.
Die Kurkumawurzel schälen und anschließend fein reiben. Achtung: Die Kurkumawurzel färbt stark ab, deswegen dabei eventuell Haushaltshandschuhe tragen.
Die Mango schälen und das Fruchtfleisch grob schneiden.
Nun wird der Mixer mit folgendem Inhalt bestückt: 1 TL Kokosöl, ½ TL Zimt, ¼ TL Ingwer, das Mango-Fruchtfleisch, die geschnittene Banane, Mandelmilch und Vanille-Extrakt bzw. -zucker.
Alles kurz mixen. Dann den Mixer öffnen, Kurkuma hineingeben und den Mixer noch zweimal für ca. 20 Sekunden einschalten. Sollte der Mixer eine spezielle Smoothie-Funktion besitzen, dann natürlich diese nutzen.

Nice-Green:

1 Avocado
1   kleine Zitrone
1 Grapefruit, rosa
4 Blätter Salat (Kopfsalat)
 n. B.Agavendicksaft
 n. B.Wasser

Das Fruchtfleisch der Avocado mit einem Löffel aus der Schale lösen und in einen Mixer geben. Die Grapefruit schälen und als ganze Frucht in den Mixer geben. Dann den Saft und das Fruchtfleisch der Zitrone sowie die gewaschenen Kopfsalatblätter dazugeben. Nun den Mixer bis zur 1-Liter-Marke mit Wasser auffüllen und 2 Minuten lang auf höchster Stufe mixen. Wem das zu sauer ist, der kann etwas Agavendicksaft dazugeben und nochmals kurz mixen.
Tipp: Der Rest des Smoothies eignet sich sehr für eine Fruchtsoße, z.B. über Ananas Stücken, die wäre auch für dich ein leckeres und extrem gesundes Dessert und eine tolle Alternative zu der abendlichen Schokolade!

MANDEL SMOOTHIE

Zutaten:

- 250 g Naturjoghurt

- 4 EL Mandelmus (optional: Erdnussmus)

- Saft einer ½ Zitrone

- 50 ml Cranberrysaft

Step by Step:

Alle Zutaten in den Mixer geben und gut durchmixen.

Durchschnittliche Nährwerte

	Pro Portion
Brennwert	610 kcal
Kohlenhydrate	22,8 g
Eiweiß	24,8 g
Fett	44,6 g

Rote Beete-Smoothie

Zutaten:

Für 3 Portionen

1,5	Rote Beete
3	Karotten
2	Äpfel
1 EL	Öl

Zubereitung:

- Rote Beete schälen, Äpfel entkernen und alles klein schneiden.
- Alles in den Mixer geben und pürieren

Little Sunshine

Zutaten für 1-2 Portionen

- ☐ 1 Banane
- ☐ 2 cm Inger
- ☐ **1 Apfel**
- ☐ 1 Orange (frisch gepresst, oder geschält & entkernt im Ganzen)
- ☐ Saft einer Blutorange
- ☐ 2 cm Kurkuma

„Der perfekte Start in den Tag mit Little Sunshine!"

Zubereitungstipp: Um es deinem Mixer etwas leichter zu machen, scheide den Ingwer und Kurkuma in etwas kleinere Stücke bevor es losgeht!

Nährwerte:422 Kcal - 83g Kohlenhydrate – 6,1g Eiweiß - 14,6g Ballaststoffe – 1,5g Fett

„Grüner Morgen"

Zutaten:
- 3 Äpfel
- 1 ½ Gurken
- 20- 30 Blätter Minze

Zubereitung:
Zu Beginn alle Zutaten abwaschen und die Enden der Gurke abschneiden, sowie die Stiele der Minzblätter entfernen. Gurke und Äpfel in kleine Stücke schneiden. Alles in den Mixer geben und pürieren.

Grünkohl Smoothie mit Ananas und Banane

Zutaten
1/2 Becher Kokosnussmilch
2 Becher gehackte Grünkohl oder Spinat
1 1/2 Becher gehackte Ananas (ung. 1/4 Ananas)
1 gerissene Banane

Zubereitung
Kokosnussmilch, 1/2 Becher Wasser, Grünkohl, Ananas und Banane im Mixer vermischen bis die gewünschte Konsistenz erhalten ist. 1/2 Becher nach einer Minute nachgießen.

Salat-Himbeer-Smoothie

Zutaten

150 ml stilles Wasser
50-80 g Himbeeren
6 Blätter Kopfsalat
1 Pfirsich, ohne Kern

Zubereitung

Alle Zutaten in den Smoothie-Mixer geben und gut mixen.

Melone-Bananen-Smoothie

Zutaten

¼ Wassermelone, geschält
2 geschälte Bananen
2 Aprikosen ohne Kern
250 g Erdbeeren

Zubereitung

Alle Zutaten in den Smoothie-Mixer geben, nach Belieben mit Wasser auffüllen und gut mixen.

Green Hawaii

2 Handvoll Spinat
ca. 1/3 Salatgurke
1-2 Stangen Sellerie
ca. 150 g Ananas
1 Banane
Wasser

Zubereitung:
Mit dem Blattgemüse beginnen, dann alle Restlichen Zutaten hinzu geben. Mixen bis die gewünschte Konsistenz erreicht ist

Wassermelonen-Gurken-Smoothie

Zubereitungszeit: ca. 10 Minuten - 4 Portionen

Zutaten:
- 1200 g Wassermelone
- 200 g Gurken
- 16 Blätter Minze
- 4 El Limettensaft
- 4 EL Zucker
- 100 ml Wasser

Zubereitung:

1. Gurken schälen, waschen, halbieren und in mundgerechte Stücke schneiden. Wassermelone in Stücke schneiden.
2. Nun alle Zutaten in einen Mixer geben und auf der höchsten Stufe sehr fein pürieren.
3. Nun den Smoothie in Behälter umfüllen.
4. Dazu passen auch Eiswürfel. Servieren und genießen.

Tropical Smoothie

2 GläserAnanassaft
1 Banane
1 Birne, (Glas)
300 mlButtermilch
4 Birne - Spalten für die Deko
Vorbereitung:
Ananassaft mindestens 1/2 Stunde vorher ins Eisfach legen zum Kühlen.

Banane schälen und zusammen mit der Birne, der Buttermilch und dem Ananassaft in einen Mixer geben und fein pürieren. Anschließend in 4 Gläser geben und mit je einer Birnenspalte verzieren. Kalt genießen.

Beerenschock:

100 g Heidelbeeren
200 g Himbeeren
1 TL Honig
300 g Naturjoghurt/Sojajoghurt

Ein toller Smoothie für Beerenfans!
Die Himbeeren geben diesem Smoothie eine schöne Farbe und besitzen wichtige Vitamine. Zusammen mit den Heidelbeeren ergibt das eine trinkbare Vitaminbombe.
Einfach die Beeren gründlich mit kühlem Wasser abwaschen und die Heidelbeeren schon einmal pürieren. Anschließen die Himbeeren und den Joghurt, hier empfiehlt sich auch ein Sojajoghurt, bezüglich der Kalorien und Proteine, dazugeben. Mit einem TL Honig erhält deine Mahlzeit eine zarte, jedoch gesunde Süße.
Tipp: Wenn du deinen Smoothie im Sommer trinkst, genieße ihn kalt!! Entweder mit Eiswürfeln im Mixer oder gefrorenen Früchten. Eine wahre Abkühlung während der Sommertage.

APFEL-CRANBERRY SMOOTHIE

Zutaten:

- 100 g Cranberry
- 2 Äpfel
- 50 g Vanillejoghurt
- 100 ml Milch

Step by Step:

Alle Zutaten in den Mixer geben und gut durchmixen.

Durchschnittliche Nährwerte

	Pro Portion
Brennwert	245 kcal
Kohlenhydrate	48,6 g
Eiweiß	7,0 g
Fett	1,9 g

Orangen-Bananen-Smoothie

Zutaten:

Für 2 Portionen

1 Banane
3 Orangen
1 Limette
1 TL Chiasamen

Zubereitung:

Banane schälen und mit die Orangen auspressen.

Alles in den Mixer geben und pürieren.

Tropical-Holliday

Zutaten für 1-2 Portionen

- ☐ 2 Bananen
- ☐ ½ Papaya
- ☐ **1 Mango**
- ☐ 100g Tk Heidelbeeren
- ☐ 200ml Kokosmilch Alpro / Kokoswasser

Nährwerte:455 Kcal – 93,2g Kohlenhydrate - 5g Eiweiß - 16,1g Ballaststoffe - 2,2g Fett

Wake up!

Ergibt 2 Portionen
Pro Portion: ca. 180 Kalorien
Zubereitungszeit: ca. 7 Minuten

Zutaten:
250 g Mango (TK)
1 Orange
2 getrocknete Feigen
1 Birne
2 Esslöffel Hanfsamen
Etwas Limettensaft
½ Teelöffel Matcha-Pulver
Einige Eiswürfel nach Belieben

Zubereitung:

1. Waschen Sie die Birne, schälen Sie die Orange und schneiden Sie alles grob in Stücke.
2. Geben Sie alle Zutaten in den Mixer.
3. Zerkleinern Sie alles 30 Sekunden auf mittlerer Stufe, dann 1 Minute auf höchster Stufe.
4. Nach Belieben können Sie nun weitere Flüssigkeit angießen, bis die gewünscht Konsistenz erreicht ist.
5. Den Smoothie in ein Glas gießen und nach Belieben Eiswürfel oder Crushed Ice zugeben.
Und das macht diesen Smoothie so gesund:
- Gibt Energie und verbessert die kognitive Leistungsfähigkeit

- Neutralisiert freie Radikale und schützt dadurch die Zellen
- Stärkt die Nerven

Vitamin- Power- Smoothie"

Zutaten:

- 2 Handvoll Erdbeeren
- 2 Bananen
- 2 Nektarinen
- 100 ml Apfelsaft
- Eiswürfel (Crushed Ice)
- 1 Handvoll Minze

Zubereitung:

Zu Beginn die Erdbeeren sowie die Nektarinen waschen und den Kern entfernen. Anschließend die Bananen schälen und kleinschneiden.

Das Obst gemeinsam mit dem Crushed Eis und dem Apfelsaft in einen Mixer geben. Alles gut pürieren und bei Belieben mit etwas Zucker verfeinern.

Zitronen Sellerie Smoothie

Zutaten
Ein Sellerie Stängel, gehackt
1/2 Gurke, geschnitten und gefroren
1/2 Apfel, gehackt
300ml Mandelmilch
Honigkraut (Je nach Geschmack)
1/2 gepresste Zitrone
Ein Esslöffel Chia Samen

Zubereitung
Alle Zutaten im Mixer mischen. Bon Appetit!

Trauben-Smoothie

Zutaten

200 g Romanasalat
200 g dunkle Trauben
1 Apfel, entkernt
4 getrocknete Feigen ohne Kern (vorher 8 Std. in 200 ml Wasser einweichen)

Zubereitung

Alle Zutaten in den Smoothie-Mixer geben, auch das Feigen-Wasser, und gut mixen.

Salat-Bananen-Smoothie

Zutaten

3 geschälte Bananen
7-10 Salatblätter
etwas Wasser

Zubereitung

Alle Zutaten in den Smoothie-Mixer geben und gut mixen.

Spargel Smoothie

6 Stangen Spargel
ca. 70 Gramm Rucola
2 Äpfel
1 Avocado
1 Banane
1 halbe Birne
5 Datteln (ohne Stein)
ca. 1 halber Liter Wasser

Zubereitung:
Als erstes die Spargelstangen gut mixen da sie zäh sind.
Anschließend die restlichen Zutaten hinzufügen und den Mix Vorgang fortsetzen bis der Smoothie eine schöne Konsistenz hat.

Bromber-Smoothie

Zubereitungszeit: ca. 10 Minuten - 4 Portionen

Zutaten:
- 500 g Brombeeren
- 2 TL Zitronensaft
- 2 EL Puderzucker
- 2 Pck. Vanillezucker
- 800 ml Milch
- 4 EL Quark
- 4 Kugeln Vanilleeis
- 100 ml Schlagsahne

Zubereitung:

1. Waschen Sie die Brombeeren.
2. Nun alle Zutaten in einen Mixer geben und auf der höchsten Stufe sehr fein pürieren.
3. Nun den Smoothie in Behälter umfüllen und mit Puderzucker bestäuben.
4. Dazu passen auch Eiswürfel. Servieren und genießen.

Yellow-Nut:

½ reife Mango
1   Babyananas
2   große Orangen
1   walnussgroßes Stück Ingwer
1-2 Stiele Minze
150g Möhren

Achte Beim Kauf darauf, dass die Mango und die Ananas reif sind und schon von außen intensiv riechen.

Als erstes musst du die Mango schälen und das Fruchtfleisch einer Hälfte klein würfeln. Das gleiche machst du nun mit der Babyananas, jedoch verwenden wir hier die Ganze. Schneide nur den inneren, harten Teil der Ananas aus, da dieser bitter schmecken kann, wollen wir ihn in unserem Smoothie nicht verwenden.

Im nächsten Schritt, schälst du den Ingwer und reibst ihn fein. Nebenbei kannst du die Orangen schon einmal auspressen, denn frischer Saft ist immer am besten. Die Minze gut abwaschen und vom Stil trennen. Anschließend solltest du die Möhren schälen und zerkleinern.
Jetzt kannst du alles zusammen in einen leistungsstarken Mixer geben und auf hoher Stufe pürieren, bis eine schöne Farbe und Konsistenz entsteht.

KOKOS-ANANAS SMOOTHIE

Zutaten:

- 250 g Ananas
- 100 g Kokosnussfleisch
- 100 g Blattspinat
- 200 ml Wasser

Step by Step:

Alle Zutaten in den Mixer geben und gut durchmixen.

Durchschnittliche Nährwerte

	Pro Portion
Brennwert	482 kcal
Kohlenhydrate	37,3 g
Eiweiß	5,2 g
Fett	33,1 g

Beeren-Joghurt-Smoothie

Zutaten:

Für 2 Portionen

1 Tasse	Erdbeeren
1 Tasse	Beeren (gemischt)
½ Tasse	Ananas (Stücke)
½ Tasse	Mineralwasser
½ Pkg.	Vanillezucker
1 Tasse	Naturjoghurt

Zubereitung:

Alle Zutaten in den Mixer geben und cremig pürieren.

Malima

Zutaten für 1-2 Portionen

- ☐ **1 Mango**
- ☐ Saft einer Bio Limette & Etwas Limetten-Schale
- ☐ 250g Ananas
- ☐ 1 Banane
- ☐ 200ml Cashewmilch

Der Geschmack des Südens in einem Glaß zusammengefasst. Was die Zubereitung angeht, bist du auf der Sicheren Seite..Malima ist sehr einfach zu händeln. Einfach alles zusammen mixen. Ich lege dir allerdings ans Herz eine frische Ananas zu verwenden!

Nährwerte:449 Kcal – 86,4g Kohlenhydrate – 5.5g Eiweiß - 11,1g Ballaststoffe – 6,4g Fett

„Qual der Wahl"

Zutaten:

- 400g gefrorene Früchte deiner Wahl
- 250 ml Milch
- weitere Zutaten wie Honig, Minze und Zucker (frei nach Belieben)

Zubereitung:

Die Früchte waschen und bei Bedarf schälen/schneiden. Mit der Milch und den restlichen Zutaten im Mixer vermischen und pürieren.

Preisel-Erdbeer Smoothie mit Orange

Zutaten
Ein Becher frische Preiselbeeren
Eine Banane, gepellt
Eine Orange, gepellt und entkernt
4 gefrorene Erdbeeren
Ein Löffel Proteinpuder von Sprout Living
Ein Kopf Butterkopfsalat, gehackt
250ml gefiltertes Wasser

Zubereitung
Beginnend mit der Flüssigkeit, alle Zutaten im Mixer auf hoher Geschwindigkeit für 30 Sekunden mixen. Genieß deinen Smoothie!

Kohl-Kokos-Smoothie

Zutaten

4 Kohlblätter
1 Nektarine ohne Kern
1 Pfirsich ohne Kern
Fruchtfleisch und Saft von ½ Kokosnuss
½ entkernte und geschälte Mango

Zubereitung

Alle Zutaten in den Smoothie-Mixer geben, nach Belieben mit Wasser auffüllen und gut mixen.

Salat-Smoothie-Mix

Zutaten

200 g roter Salat
200 g grüner Salat
50 g Stangensellerie
1 Fenchel
2 Äpfel, entkernt
¼ Zitrone oder Limette mit Schale
1 Stück geschälten Ingwer

Zubereitung

Alle Zutaten in den Smoothie-Mixer geben und gut mixen.

Brennnessel- Löwenzahn Smoothie 1

Für 2 Portionen
1 Handvoll Brennnesseln
4-5 Blätter Löwenzahn
2 Bananen
1 Handvoll Weintrauben
2 Aprikosen
ca. 100 ml Wasser
Bitte nur wenige Löwenzahnblätter als Zutat verarbeiten!

Zubereitung:
Die Zutaten vorbereiten, alles in dem Mixer geben, beginnend mit dem Blattgrün.

Melonen-Smoothie

Zubereitungszeit: ca. 10 Minuten - 4 Portionen

Zutaten:

- 1 Melone
- 500 g Joghurt
- 20 Blätter Zitronenmelisse
- 2 Prise Muskat
- 2 EL Zitronensaft

Zubereitung:

1. Melone schälen, halbieren, entkernen und in mundgerechte Stücke schneiden.
2. Nun alle Zutaten in einen Mixer geben und auf der höchsten Stufe sehr fein pürieren.
3. Nun den Smoothie in Behälter umfüllen.
4. Dazu passen auch Eiswürfel. Servieren und genießen.

Lady-Killer:

400g Tomaten
3EL Mandelsirup
½ Limette
150g fettarme Dickmilch
1 Vanilleschote
1 Prise Salz
1 Prise Cayennepfeffer
Kirschtomaten und Basilikumblätter

Am Anfang solltest du erstmal die Tomaten gut abwaschen und klein schneiden, dann pürierst du diese schonmal zu einem Tomaten Brei. Anschließend gibst du den Mandelsirup, den Saft einer halben Limette und die Dickmilch hinzu und mixt alles gut durch.
Die Vanilleschote schneidest du in der Mitte längs auf und kratzt das Innere aus. Dies gibst du zusammen mit einer Prise Salz & Pfeffer in deinen Mixer und rührst alles noch einmal, auf mittlerer Stufe, gut durch.
Die Kirschtomaten und Basilikumblätter eignen sich als perfekte Deko für deine Mahlzeit.

MÖHREN SMOOTHIE

Zutaten:

- Saft von einer Clementine
- 100 ml Möhrensaft
- 100 ml kaltes Mineralwasser
- 20 g Brunnenkresse

Step by Step:

Alle Zutaten in den Mixer geben und gut durchmixen.

Durchschnittliche Nährwerte

	Pro Portion
Brennwert	43 kcal
Kohlenhydrate	7,5 g
Eiweiß	1,8 g
Fett	0,5 g

Grüner-Kokos-Smoothie

Zutaten:

Für 4 Portionen

1000g	Spinat
½	Gurke
½	Ananas
1	Orange
1	Apfel
250ml	Kokosmilch
1 EL	Mandelmus
2 EL	Kokosflocken

Zubereitung:

Apfel entkernen. Gurke, Ananas und Orange schälen.

Das ganze Obst, Gurke und den Spinat in Würfel schneiden und im Mixer mixen.

Kokosraspeln und Mandelmus hinzugeben und nochmals durchmixen.

Kispi

Zutaten für 1-2 Portionen

- ☐ 200g frischer junger Spinat
- ☐ 2 grüne Kiwis
- ☐ 1 goldene Kiwi
- ☐ 1 Banane

Einfach. Lecker. Unkompliziert. Der Alleskönner unter den grünen Smoothies

Nährwerte:282 Kcal – 47,2g Kohlenhydrate - 9g Eiweiß - 12,8g Ballaststoffe - 2,2g Fett

„Kaugummi- Beeren- Smoothie"

Zutaten:

- 4 Handvoll Beeren deiner Wahl
- 250g Vanilleeis
- 1 EL Kaugummi-Aroma
- 250g Gefrorenes Schlagobers (Sahne)

Zubereitung:

Die Beeren waschen und gemeinsam mit den anderen Zutaten in einen Mixer geben.
Alles gut mixen und fertig!

Laugenglück

Zutaten
1/2 Birne
1/4 Avocado
Ein voller Becher Spinat
1/4 Becher Kokosnusswasser
Ein Becher Mandelmilch
Ein Teelöffel Chia Samen
Ein Esslöffel Proteinpuder
Wasser

Zubereitung
Alles im Mixer zusammenmischen und genießen!

Gurken-Zucchini-Johannisbeeren-Smoothie

Zutaten

60 g Stangensellerie
2 Gurken
2 Zucchini
350 g Johannisbeeren
300 g Kirschen

Zubereitung

Alle Zutaten in den Smoothie-Mixer geben, nach Belieben mit Wasser auffüllen und gut mixen.

Spinat-Mandarinen-Smoothie

Zutaten

2 Bananen, geschält
300 g Spinat
300 ml frisch gepresster Mandarinensaft
2 EL Mandelmus
1 Stück Ingwer

Zubereitung

Alle Zutaten in den Smoothie-Mixer geben und gut mixen.

Feldsalat- Birnen Smoothie

1 Birne
Handvoll Feldsalat
200ml Wasser

Zubereitung:
Alle Zutaten gut durchmixen und genießen.

Vitamin-Bombe:

2 Kakis
4 Orangen
1 Zitrone
150 g Joghurt
1 Glas Wasser
evtl. 1 EL Honig

Die Kakis einfach entstielen und vierteln, am besten überreife Kakis verwenden, da diese sehr intensiv schmecken und unheimlich süß sind. Darum brauchst du bei reifen Früchten auch kein Honig zu süßen.
Die Orangen schälen und entkernen und die Zitrone auspressen.
Nun die Zutaten mit dem Joghurt, hier kannst du auch ein Sojaprodukt wählen, und etwas Wasser gut durchmixen. Je nachdem wie saftig die Orangen sind, variiert die Wassermenge.
Dieser Smoothie macht in Kürze topfit, da er sehr reich an Vitaminen ist.

GRÜNER BEEREN SMOOTHIE

Zutaten:

- 250 g Erdbeeren / Brombeeren / Himbeeren / Blaubeeren / Johannisbeeren

- 250 g Kopfsalat

- 200 ml Wasser

Step by Step:

Alle Zutaten in den Mixer geben und gut durchmixen.

Durchschnittliche Nährwerte

	Pro Portion
Brennwert	102 kcal
Kohlenhydrate	16,4 g
Eiweiß	5,1 g
Fett	1,5 g

Superfood-Smoothie

Zutaten:

Für 2 Portionen

2 EL	Chiasamen
½	Honigmelone
100g	Blaubeeren
50g	Himbeeren
100g	Feldsalat
150ml	Wasser (still)

Zubereitung:

Honigmelone schälen und klein schneiden. Feldsalat ebenfalls klein schneiden.

Das Obst und Gemüse in den Mixer geben. Bei Bedarf mit etwas Wasser verdünnen.

„Spinat- Mandel- Smoothie vol. 2"

Zutaten:
- 2 Handvoll Spinat
- 2 Mangos
- 80g Mandeln
- 360 ml Kokosmilch
- Crushed Ice

Zubereitung:

Zu Beginn die Mango und den Spinat waschen. Anschließend die Mango schälen zerschneiden (achteln).

Alle Zutaten in den Mixer geben und pürieren.

Grünkohl Smoothie mit Ananas und Banane

Zutaten
1/2 Becher Kokosnussmilch
1/2 Becher Wasser
2 Becher Spinat oder Grünkohl, gehackt
1 1/2 Becher Ananas, gehackt (ung. 1/4 Ananas)
Eine gerissene Banane

Zubereitung
Alle Zutaten in einem Mixer bis zur gewünschten Konsistenz mixen. Wasser hinzufügen – falls gewünscht. Bon Appetit!

Papaya-Spinat-Smoothie

Zutaten

1 Banane, geschält
1 Papaya, geschält und entkernt
300 g Spinat
200 ml stilles Wasser

Zubereitung

Alle Zutaten in den Smoothie-Mixer geben und gut mixen.

Karotte-Fenchel-Grapefruit-Smoothie

Zutaten

10 Karotten
1 Fenchel
2 Grapefruit, geschält
1 Apfel, entkernt

Zubereitung

Alle Zutaten in den Smoothie-Mixer geben, nach Belieben mit Wasser auffüllen und gut mixen.

Grüner- Ananas Smoothie

1 Handvoll Blattgrün nach Wahl (z.B. bunte Salatmischung)
Ananas-Stücke (ca. 1/5 einer durchschnittlich großen Frucht)
1/4 Zitrone
3 Aprikosen (als Variante)
ca. 250ml Wasser

Zubereitung:
Das Blattgrün mit Wasser bei hoher Drehzahl gut mixen, das die Fasern des Blattgrüns gut aufbrechen. Dann die restlichen Früchte dazu geben und alles so lange mixen, bis eine schöne Konsistenz erreicht ist.

BANANEN-WASSERMELONEN SMOOTHIE

Zutaten:

- 300 g Wassermelone

- 1 Banane

- Saft von ½ Zitrone

- 100 g Romana Salat

Step by Step:

Alle Zutaten in den Mixer geben und gut durchmixen.

Durchschnittliche Nährwerte

	Pro Portion
Brennwert	287 kcal
Kohlenhydrate	60,9 g
Eiweiß	5,6 g
Fett	1,5 g

Birnen-Bananen-Smoothie

Zutaten:

Für 2 Portionen

4 Blätter	Kohl
3	Birnen
2	Bananen
½ Bund	Petersilie
1 EL	Leinöl
400ml	Wasser (still)

Zubereitung:

Das Obst schälen und zusammen mit den Gemüse zerkleinern.

Das Obst und Gemüse in den Mixer geben. Anschließend die restlichen Zutaten beimischen und durch mixen. Bei Bedarf mit etwas Wasser strecken.

Grüner Kürbis Smoothie

Zutaten
2 Becher Spinat
2 Becher Mandelmilch, ungesüßt
Ein Becher Kürbis, ungesüßt
Eine Banane
Ein Becher Mango
Ein Teelöffel Kürbisschärfe
Ein Teelöffel Vanilleextrakt

Zubereitung
Alles zusammenmixen und genießen!

Classic- Green Smoothie

Für 2 Gläser
1 Handvoll Spinat
1 Blatt Wirsing
1 Banane
1 Birne
1/2 Grapefruit
1/2 Bund Minze
Wasser

Zubereitung:
Alle Zutaten in den Mixer geben, beginnend mit dem Blattgrün und gut mixen.

Tipp:
Ein schmales Wirsing-Blatt und kleine Minzblätter eignen sich gut zum Dekorieren.

Get Lucky!

Ergibt 2 Portionen
Pro Portion: ca. 135 Kalorien
Zubereitungszeit: ca. 7 Minuten

Zutaten:
2 Kiwis
1 Handvoll Feldsalat
1 Banane
130 g Beerenmix (TK)
½ Teelöffel Matcha-Pulver
Etwas Honig nach Belieben
150 ml starker Pfefferminztee, abgekühlt
Einige Eiswürfel nach Belieben

Zubereitung:

1. Waschen Sie die Kiwi, schälen Sie die Banane und waschen Sie den Salat und schütteln Sie ihn trocken. Schneiden Sie Kiwi und Banane in Stücke.
2. Geben Sie alle Zutaten in den Mixer.
3. Zerkleinern Sie alles 30 Sekunden auf mittlerer Stufe, dann 1 Minute auf höchster Stufe.
4. Nach Belieben können Sie nun weitere Flüssigkeit angießen, bis die gewünscht Konsistenz erreicht ist.
5. In ein Glas füllen und nach Belieben Eiswürfel oder Crushed Ice hinzugeben.

Und das macht diesen Smoothie so gesund:
- Fördert die Konzentration
- Wirkt schmerzstillend und stimmungsaufhellend
- Macht wach und verbessert Konzentration und Leistungsfähigkeit

Bananen - Mandel Smoothie

Zutaten für 1 Glas:

-

1 Banane

-

ca. 150ml Mandelmilch

-

1 Prise Zimt

-

2 TL Ahornsirup (optional)

-

1 TL Sesamöl

Zubereitung:

Die Banane schälen und in kleine Stücke schneiden.

Die Zutaten in den Mixer oder Smoothie Maker geben und mixen.

Anschließend den Smoothie in ein Glas abfüllen, mit einer Prise Zimt verfeinern und genießen.

Spinat Kurkuma Smoothie

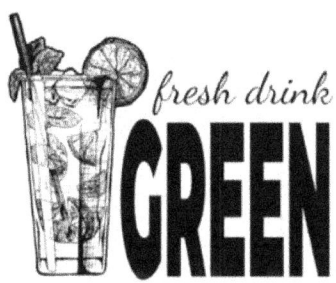

Zubereitungszeit	10 Minuten
Geeignet für	2 Portionen

Zutaten:
- 120 g Spinat, frisch
- 40 ml Reismilch
- 240 g Joghurt
- 1,5 EL Kurkuma
- 1 EL Zitronensaft
- 1 Prise Salz

Zubereitung:
1. Den Spinat (mindestens 2-3 Minuten) waschen und Blätter abzupfen. Kleine Stängel können dranbleiben.

2. Alle Zutaten im Mixer fein pürieren, bei Bedarf einen Spritzer Agavendicksaft hinzufügen.

Pfirsich und Himbeer Smoothie

Diese klassische Kombination basiert auf der Süße eines reifen Pfirsichs, damit er unvergleichlich schmeckt – aber stelle sicher, dass der Pfirsich nicht überreif ist, da er sonst einen unangenehmen Geschmack haben wird.

Zutaten (1 Portion)
1 Pfirsich, entkernt und geviertelt
120g Himbeeren
120g schlichter fettarmer Joghurt
60ml Milch

Wie wird's gemacht?
Alle Zutaten in einen Mixer geben. 1 Minute lang oder bis zur vollständigen Glattheit mischen. In ein Glas geben und sofort servieren.

Grüner – Smoothie

Zutaten:

2 kleine	Ananas
3 kleine	Bananen
2	Kiwis
210 ml	Orangensaft
1,5 Handvoll	Spinat

Zubereitung

Arbeitszeit: ca. 11 Min.
Zubereitungszeit: ca. 6 Min.
Schwierigkeitsgrad: simpel
Kalorien p. P.: keine Angabe

Zubereitung
Ananas putzen, Strunk entfernen, Fruchtfleisch und Orangensaft pürieren. Bananen und Kiwis abschälen, zugeben und pürieren. Jungen Spinat zugeben und pürieren

Der Power-Booster

Dauer: 5 Minuten

Zutaten:

- 1 Banane
- 2 Kiwis
- Himbeeren (1 Handvoll)
- 1 EL Chiasamen
- 2 TL Haferflocken
- 200 ml Wasser

Zubereitung:

Alle Zutaten in den Mixer geben und gut durchmixen. Je nach Konsistenz und Bedarf Wasser zufügen. Für ein besseres Trinkgefühl könnt Ihr die Chiasamen einen Tag vorher in Wasser einweichen.
Tipp: Die Himbeeren pürieren. 1 TL Honig oder Vanillezucker hinzugeben und die Samen eine Nacht drinnen ziehen lassen.
Wirkung:
Chiasamen gelten als regelrechtes Superfood und versorgen den Körper mit wichtigen Vitalstoffen und Antioxidantien. Sie können als Kraftspender für den ganzen Tag dienen. Achtet darauf die Samen immer roh zu essen, da beim Kochen ein großer Teil der Vitalstoffe verloren gehen.
Die Haferflocken geben Euch den richtigen Start in den Tag. Sie haben neben einem hohen Anteil an Kohlenhydraten und Eiweißen auch viele Ballaststoffe.

Des Weiteren enthalten sie viel Zink, Eisen, Magnesium. Ebenso enthalten ist der Wirkstoff Beta-Glucan, der den Cholesterinspiegel senken kann.

Smoothie mit Haferflocken und Joghurt

Zutaten für 1 Portion:

200 ml Joghurt natur, mild
50g zarte Haferflocken
100g Blaubeeren
2-3 TL Agavendicksaft
1 TL Vanillezucker

Zubereitung:

Zuerst das Joghurt, die Blaubeeren und die Haferflocken in den Mixer geben und zum Schluss den Agavendicksaft und den Vanillezucker. Alles bis zur gewünschten Konsistenz pürieren.

Leckerer Anti Aging Smoothie
Zutaten für 1 Person (140 kcal)
- 1 grüner Apfel (entkernt)
- 0,5 Tasse Blaubeeren
- 4 Stangen Spargel (geschält)
- 1 Tasse Löwenzahnblätter
- 0,5 Tassen Koriander
- 4 Paranüsse
- 1 Tasse Kokosnusswasser

Alle aufgelisteten Zutaten in den Mixer oder Smoothie Maker geben und zu einem cremigen Saft mixen. Nachdem mixen, wenn möglich sofort genießen.

Leckerer Anti Aging Smoothie

Zutaten für 1 Person (140 kcal)

- 1 grüner Apfel (entkernt)
- 0,5 Tasse Blaubeeren
- 4 Stangen Spargel (geschält)
- 1 Tasse Löwenzahnblätter
- 0,5 Tassen Koriander
- 4 Paranüsse
- 1 Tasse Kokosnusswasser

Alle aufgelisteten Zutaten in den Mixer oder Smoothie Maker geben, dann zu einem cremigen Saft mixen. Nach dem Mixen wenn möglich dann sofort genießen.

Granatapfel-Zitrus Punch

Zutaten
2 Becher Spinat
Ein Becher Orangensaft, frisch gepresst
Ein Becher Wasser
Ein Becher Granatapfelsamen
Eine Banane

Zubereitung
Spinat, Orangensaft und Wasser bis zur gleichmäßigen Konsistenz mischen, dann die verbleibenden Zutaten hinzumixen. Bon Appetit!

Detox extreme

Ergibt 2 Portionen
Pro Portion: ca. 75 Kalorien
Zubereitungszeit: ca. 7 Minuten

Zutaten:
1 Orange
200 g Brombeeren (alternativ: Beerenmix TK)
1 Apfel
1 Möhre
1 Esslöffel Chia-Samen
1 Spritzer Zitronensaft
1 Messerspitze Matcha-Pulver
Etwas Honig nach Belieben
Etwas Wasser
Einige Eiswürfel nach Belieben

Zubereitung:

1. Waschen Sie Obst und Gemüse und schälen Sie die Orange. Schneiden Sie alles grob in Stücke.
2. Geben Sie alle Zutaten in den Mixer.
3. Zerkleinern Sie alles 2 Minuten auf höchster Stufe.
4. Nach Belieben können Sie nun weitere Flüssigkeit angießen, bis die gewünscht Konsistenz erreicht ist.
5. In ein Glas füllen und nach Belieben Eiswürfel oder Crushed Ice hinzugeben.
Und das macht diesen Smoothie so gesund:
- Neutralisiert freie Radikale und aktiviert das

Immunsystem
- Wirkt schmerzstillend und stimmungsaufhellend
- Macht wach und verbessert Konzentration und kognitive Leistungsfähigkeit
- Schützt Nervenzellen und unterstützt die Bildung von Botenstoffen im Gehirn

Ananas - Wirsing Smoothie

Zutaten für 1 Glas:
-
50g Wirsingblätter, 100g Ananas Fruchtfleisch
-
1 Stück frischen Ingwer (ca. 1cm)
-
100ml frisch gepresster Orangensaft
-
4 Basilikum Blätter, 1 TL Sesamöl

Zubereitung:

Den Wirsing gründlich waschen und in grobe Stücke schneiden.

Die Ananas schälen und ebenfalls in grobe Stücke schneiden.

Den Ingwer gründlich waschen und schälen und je nach Mixer klein raspeln.

Alle Zutaten in einen Smoothie-Maker oder Mixer geben und mixen.

Anschließend den Smoothie in ein Glas abfüllen und genießen.

Spinat Obst Kokossmoothie

Zubereitungszeit	10 Minuten
Geeignet für	3 Portionen

Zutaten:
- 275 ml Kokosmilch
- 100 ml Wasser
- 80 g Blattspinat, frisch
- 1 Banane
- 2 Äpfel
- 1 Kiwi
- 1 TL Chia Samen
- 1 EL Agavendicksaft

Zubereitung:
1. Den Spinat waschen und Blätter abzupfen.

2. Die Äpfel in kleine Stücke schneiden und das Fruchtfleisch aus der Kiwi trennen.

3. Mit den restlichen Zutaten ordentlich im Mixer pürieren.

Melonen- und Kiwi Smoothie

Das leuchtende Grün dieses Getränks ist ebenso erfrischend wie seine lebendige Süße.

Zutaten (1 Portion)
120g Honigmelonenstückchen
2 Kiwis, geschält
120g einfacher fettarmer Joghurt
60ml Milch

Wie wird's gemacht?
Alle Zutaten in einen Mixer geben. 1 Minute lang oder bis zur Glättung mischen. In ein Glas geben und sofort servieren.

Sahne - Erdbeer – Smoothie 2

Zutaten

410 g	Erdbeeren, und ein paar zum Garnieren
50 g	Puderzucker
210 g	Naturjoghurt
70 ml	Sahne

Arbeitszeit: ca. 16 Min.
Zubereitungszeit: ca. 8 Min.
Schwierigkeitsgrad: simpel
Kalorien p. P.: keine Angabe

Zubereitung
Erdbeeren abwaschen, mit Puderzucker, Joghurt und Sahne in einen Mixer geben und pürieren.

In Gläser einfüllen, mit Erdbeeren dekorieren.

Papaya-Pfirsich Smoothie

Dauer: 6 Minuten

Zutaten:

- 1 Papaya
- 1 Zitrone
- 1 Banane
- 300 ml frisch gepresster Orangensaft
- 1 Pfirsich

Zubereitung:

Die Papaya vierteln und die Kernmitte entfernen. Die Banane schälen und in Stücke schneiden. Anschließend den Pfirsich waschen und ebenfalls in Stücke schneiden. Alle Zutaten in den Mixer legen und oben drauf den Zitronensaft ausquetschen. Falls Ihr eine Bio-Zitrone hergenommen habt, könnt Ihr hier wieder etwas von der Außenhaut zerreiben und hinzugeben.

Wirkung:

Dieser Smoothie ist ein regelrechter Überflieger. Dies hat er der Papaya zu verdanken. Christoph Kolumbus nannte sie bereits dank ihrer Wirkung "Frucht der Engel". Die Papaya reguliert die Verdauung, bekämpft die Faltenbildung und lässt überschüssiges Körperfett dahinschmelzen.

Doch nicht nur die Papaya ist eine Wunderfrucht, sondern auch der Pfirsich. Er ist seither in der Kosmetikbranche sehr beliebt und wird auch "Frucht der ewigen Jugend"genannt. Der Pfirsich hat eine Menge an verjüngenden Substanzen, unter anderem die Vitamine A, C und E. Ein weiterer Nebeneffekt dieser Frucht ist die Erhöhung der Abwehrkräfte und Verringerung der Hautschlaffheit.

Erdbeer – Apfel – Kiwi - Smoothie

Zutaten für 2 Portionen:

200g Erdbeeren, geputzt
150 ml Orangensaft (gerne mit Fruchtfleisch)
1 süßer Apfel, grob gewürfelt
2 Kiwis, geschält und geschnitten

Zubereitung:

Alle Zutaten in den Mixer geben und pürieren bis ein homogenes Fruchtpüree entstanden ist.

Ananas Traum

Zutaten für 1 Person (140 kcal)
- 1 Tasse gehackte geschälte Ananas
- 1 Tasse Frühlings-Salat-Mix
- 1/4 Tasse Mandeln
- 1 Tasse Sojamilch

Alle aufgelisteten Zutaten in den Mixer oder Smoothie Maker geben und zu einem cremigen Saft mixen. Nachdem mixen, wenn möglich sofort genießen.

Grüner Wassermelonen-Zimt Smoothie

Zutaten
2 Becher Warzenmelone, gewürfelt
3 Feigen
1/2 Teelöffel Zimt
3 Becher Baby Spinat
Eine Mango, geschält und entkernt
125ml gefiltertes Wasser

Zubereitung
Beginnend mit der Flüssigkeit, alle Zutaten im Mixer auf hoher Geschwindigkeit für 30 Sekunden mixen.

Vanille- Erdbeer Shake

200g Erdbeeren, gefroren
1 Apfel
2 Orangen, geschält
½ Liter kalte Mandelmilch oder Reismilch
½ TL Vanille gemahlen
1/8 Liter Sojajoghurt

Zubereitung:
Alles 1 Minute gut mixen

Tipp:
Statt Vanille und Joghurt kann man 25g Vanilleshakepulver nehmen.

Dieser Moment gehört mir!

Ergibt 2 Portionen
Pro Portion: ca. 230 Kalorien
Zubereitungszeit: ca. 8 Minuten

Zutaten:
250 g Erdbeeren
50 ml Magermilchjoghurt
100 ml Kokosmilch
1 Esslöffel gemahlene Mandeln oder Haselnüsse
Etwas Honig nach Belieben
50 ml Wasser

Zubereitung:

1. Waschen Sie die Erdbeeren und schneiden Sie sie grob in Stücke.

2. Geben Sie alle Zutaten in den Mixer.

3. Zerkleinern Sie alles 2 Minuten auf höchster Stufe.

4. Nach Belieben können Sie nun weitere Flüssigkeit angießen, bis die gewünscht Konsistenz erreicht ist.

Und das macht diesen Smoothie so gesund:
- Wirkt schmerzstillend und stimmungsaufhellend
- Macht wach und verbessert Konzentration und

Leistungsfähigkeit
- Schützt Nervenzellen und unterstützt die Bildung von Botenstoffen im Gehirn

Radieschen - Kiwi - Apfel Smoothie

Zutaten für 1 Glas:

-

30g Radieschen Blätter, 1 Radieschen

-

1 Apfel, 1 Kiwi

-

1 TL Sesamöl

-

100ml Apfelsaft naturtrüb

Zubereitung:

Die Radieschen Blätter und das Radieschen gründlich waschen.

Den Apfel gründlich waschen, schälen, entkernen und in grobe Stücke schneiden.

Die Kiwi gründlich waschen, halbieren und das brauchbare Fruchtfleisch mit einem Teelöffel entnehmen.

Alle Zutaten in einen Smoothie-Maker oder Mixer geben und mixen.

Anschließend den Smoothie in ein Glas abfüllen und genießen.

Spinat Melonen Smoothie

Zubereitungszeit	**10 Minuten**
Geeignet für	2 Portionen

Zutaten:
- 225 g Blattspinat, frisch
- 1 Honigmelone
- 150 ml Wasser
- 1 TL Zitronensaft
- 1 Prise Kurkuma
- ½ TL Zimt

Zubereitung:

1. Den Spinat ordentlich waschen und die Stiele entfernen.

2. Die Melone entkernen und das Fruchtfleisch herauslöffeln.

3. Alles im Mixer pürieren.

Apfel- und Orangensaft

Dies ist vielleicht die traditionellste und bekannteste aller Fruchtsaftkombinationen – und das aus gutem Grund.

Zutaten (1 Portion)
3 ganze Äpfel
3 Orangen, geschält

Wie wird's gemacht?
Die Äpfel und Orangen durch einen Entsafter geben. In ein Glas geben und sofort servieren.

Limetten - Mango - Smoothie

Zutaten

260 g	**Joghurt, natur**
610 g	**Mangos), reif, abgeschält, entkernt**
2,5 EL	**Limettensaft**
1,5 TL	**Limettenabrieb**
2,5 EL	**Puderzucker**

Arbeitszeit: ca. 16 Min.
Zubereitungszeit: ca. 11 Min.
Schwierigkeitsgrad: simpel
Kalorien p. P.: keine Angabe

Zubereitung
Joghurt mit kleingeschnittenen Mangos in den Mixer geben, Limettenschale, Limettensaft, Limettenabrieb und Zucker zugeben, pürieren. In Gläser einfüllen und mit einer Limettenscheibe am Glasrand anrichten.

Der Basilikum-Mango Smoothie

Dauer: 5 Minuten

Zutaten:
- ½ Mango
- ½ Apfel
- 1 Handvoll Basilikum
- ½ Avocado
- 200 ml Wasser oder grüner Zitronentee

Zubereitung:

Die Mango wird geschält und halbiert. Den Apfel schält Ihr auch, entfernt den Stiel und werft ihn samt Kernen in den Mixer. Den Basilikum gründlich mit kaltem Wasser abwaschen und mit der Avocado und den restlichen Zutaten zusammenmischen. Je nach Belieben könnt Ihr noch einen spritzer Zitronensaft hinzufügen.

Wirkung:

Avocados enthalten sehr viel Fett. Aber keine Panik: Diese Fette sind sehr gesund, da sie reichlich ungesättigte Fettsäuren enthalten. Das wirkt sich positiv auf unseren Cholesterinspiegel aus.

Tipp: Avocados reifen nicht an Bäumen. Wenn sie in der Natur vom Baum fallen, sind sie noch unreif und hart. Der Reifeprozess tritt erst später ein. Achtet also darauf im Geschäft eine eher harte Avocado zu kaufen.

Denn wenn man Weiche kauft, merkt man schnell, dass das Fruchtfleisch innen schwarz und ungenießbar ist.

Der Basilikum: Nicht nur Gewürz, sondern auch Heilpflanze. Wer unter Gelenkschmerzen und Entzündungen leidet, dem ist mit reichlich Basilikum Abhilfe geschaffen. Diese Wunderpflanze reinigt nicht nur den Magen und baut Stress ab, sondern ist auch eine gute Quelle für Vitamin K, Eisen und Beta Carotin.

Spinat – Ananas – Bananen – Smoothie mit Chia-Samen

Zutaten für 1 - 2 Portionen:

1 Tasse Spinatblätter
1 Banane, geschnitten
1 Tasse Ananasstücke, gefroren wenn möglich
1 EL Chia-Samen
1 Tasse ungesüßte Mandelmilch, oder mehr nach Bedarf

Zubereitung:

Alle Zutaten in den Mixer geben und pürieren bis alles sehr gut verbunden ist. Wenn nötig, noch Mandelmilch hinzugeben.

Apfel Zimt Smoothie

Zutaten für 1 Person (280 kcal)
- 120 ml fettarme Milch
- 175 gr fettarmes griechisches Joghurt
- 1 Banane (geschält)
- 1 Apfel geschält und entkernt
- 5 Mandeln
- 1/4 TL Zimt

Alle aufgelisteten Zutaten in den Mixer oder Smoothie Maker geben und zu einem cremigen Saft mixen. Nachdem mixen, wenn möglich sofort genießen.

Wassermelonen Pfirsich Erdbeer Smoothie

Zutaten für 1 Person (240 kcal)

- 170 g fettarmer Vanillejoghurt
- 1 Tasse gefrorene Erdbeeren
- 3 Tassen entkernte Wassermelone (geschält)
- 1 Pfirsich

Alle aufgelisteten Zutaten in den Mixer oder Smoothie Maker geben und zu einem cremigen Saft mixen. Nach dem Mixen wenn möglich sofort genießen.

Guava Ananas Bananen Smoothie

Zutaten
2 Becher Guava Fruchtfleisch
1 1/2 Becher Ananas
Eine Banane
Ein Becher Ananassaft
1 1/2 Becher Eiswürfel

Zubereitung
Alle Zutaten mixen bis eine dickflüssige Konsistenz erreicht ist. Nun die Guava aushöhlen und mit mixen.

Papaya Smoothie

Für zwei Portionen
1 kleiner Apfel
halbe Mango
1 kleine bis mittelgroße Papaya
ca. 8 Eiswürfel

Zubereitung:
Die Früchte grob Zerkleinern. Anschließend alle Zutaten gut durchmixen

Tipp:
Bei der Papaya darauf achten das keine Kerne in den Smoothie gelangen denn sie sind sehr scharf und passen geschmacklich nicht dazu.

Mondschein-Drink

Ergibt 2 Portionen
Pro Portion: ca. 150 Kalorien
Zubereitungszeit: ca. 7 Minuten

Zutaten:
1 Orange
100 g Mango
1 Banane
2 Kiwis
¼ Vanilleschote
1 Prise Safran
4 Esslöffel Kokosmilch
Etwas Honig nach Belieben
Etwas Eis nach Belieben

Zubereitung:

1. Waschen Sie die Kiwis und schälen Sie Banane, Mango und Orange. Schneiden Sie alles grob in Stücke.
2. Geben Sie alle Zutaten in den Mixer.
3. Zerkleinern Sie alles 30 Sekunden auf mittlerer Stufe, dann 1 Minute auf höchster Stufe.
4. Nach Belieben können Sie nun weitere Flüssigkeit angießen, bis die gewünscht Konsistenz erreicht ist.
5. Den Smoothie in ein Glas gießen und nach Belieben Eiswürfel oder Crushed Ice zugeben.

Und das macht diesen Smoothie so gesund:

- Stärkt die Nerven und wirkt harmonisierend
- Beruhigend
- Wirkt stark stimmungsaufhellend

Dreifrucht Smoothie

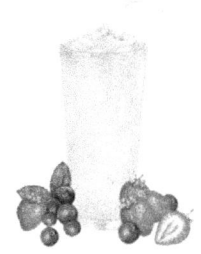

Zubereitungszeit	5 Minuten
Geeignet für	2 Portionen

Zutaten:
- 3 Orangen
- 1 Banane, reif
- 1 Apfel
- 1 Prise Kurkuma
- 1 Spritzer Zitronensaft

Zubereitung:
1. Die Orangen auspressen und den Saft in den Mixer geben.

2. Apfel waschen und klein schneiden, anschließend alles im Mixer pürieren.

Nektarinen-, Clementinen- und Orangenblütenwassersaft

Der beruhigende Geschmack von Orangenblütenwasser rundet ein fabelhaftes fruchtiges Trio ab.

Zutaten (1 Portion)
2 Nektarinen, halbiert und entkernt
2 Clementinen, geschält
½ Teelöffel Orangenblütenwasser

Wie wird's gemacht?
Die Nektarinen und Clementinen durch einen Entsafter geben. In ein Glas gießen, das Orangenblütenwasser unterrühren und sofort servieren.

Sommerlicher Melonen – Apfel - Smoothie

Zutaten

210 ml	Apfelsaft
410 g	Wassermelone
1	Limette, Saft und Zesten
3 EL	braunen Zucker

Arbeitszeit: ca. 11 Min.
Zubereitungszeit: ca. 6 Min.
Schwierigkeitsgrad: simpel
Kalorien p. P.: keine Angabe

Zubereitung

Wassermelone in Stücke zerschneiden, dann gefrieren. Gefrorene Melone, Apfelsaft, geriebene Limettenschale, Limettensaft und Zucker pürieren.

Erdbeer-Wassermelonen-Smoothie

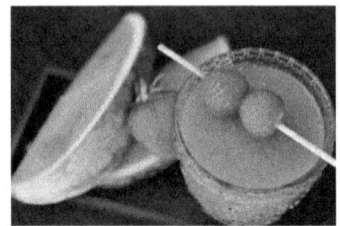

Zutaten:
- 150 g Erdbeeren
- 200 g Wassermelone
- 1 Handvoll Eiswürfel
- Wasser nach Belieben
- 1 Handvoll Minze

Bananen - Apfel – Erdnussbutter - Smoothie

Zutaten für 2 Portionen:

2 Bananen, geschält und geschnitten
1 Apfel, grob gewürfelt
1 EL Erdnussbutter
200g Crushed Ice

Zubereitung:

Alles zusammen in den Mixer geben und fein pürieren.

Petersilie Mango Smoothie

Zutaten für 1 Person (255 kcal)
- 100 ml Wasser
- 3 getrocknete Datteln
- 1 Orange
- 1/2 Mango
- 1/2 Bund Petersilie

Alle aufgelisteten Zutaten in den Mixer oder Smoothie Maker geben und zu einem cremigen Saft mixen. Nachdem mixen, wenn möglich sofort genießen.

Herbst Kurkuma Smoothie

Zutaten für 1 Person (125 kcal)

- 1 Handvoll Feldsalat
- 1 reife Birne (geschält)
- 1 reife Banane (geschält)
- 1 cm frischer Kurkuma (raspeln)
- 1/2 cm frischer Ingwer (raspeln)
- Wasser nach bedarf

Alle aufgelisteten Zutaten in den Mixer oder Smoothie Maker geben, zu einem cremigen Saft mixen. Nach dem Mixen wenn möglich sofort genießen.

Scharfer Apfel Smoothie

Zutaten
Ein Becher Eis
Ein Honigkrusten Apfel (geschält und gehackt)
Ein Becher griechischer Joghurt
1/4 Teelöffel Zimt
Ein winzig kleine Priese Muskat (optional)

Zubereitung
Alle Zutaten gut zusammenmixen und genießen!

Apfel- Granatapfel Smoothie

Für zwei Portionen
2 Äpfel, geviertelt
1 Banane
2 Granatäpfel
ca. 75 – 100 ml Wasser oder 5 – 8 Eiswürfel

Zubereitung:
Die Zutaten mit einen Hochleistungsmixer gut mixen.

Tipp:
Wer sich das Bearbeiten des Granatapfel ersparen möchte kann gerne den Granatapfelsaft nehmen. Da sich die Kerne schwerer mixen lassen.

Honolulu Nights

Ergibt 2 Portionen
Pro Portion: ca. 185 Kalorien
Zubereitungszeit: ca. 7 Minuten

Zutaten:
100 g tropische Fruchtmischung (TK)
1 Apfel
1 Aprikose
1 Esslöffel Haferkleieflocken
50 ml Kokosmilch
4 Esslöffel Wasser
1 kleines Stück Ingwer
1 Prise Safran
Einige Eiswürfel nach Belieben

Zubereitung:

1. Waschen Sie Apfel und Aprikose und schneiden Sie alles grob in Stücke.
2. Geben Sie alle Zutaten in den Mixer.
3. Zerkleinern Sie alles 1 Minute auf mittlerer Stufe, dann 1 Minute auf höchster Stufe.
4. Nach Belieben können Sie nun weiteres Wasser angießen, bis die gewünscht Konsistenz erreicht ist.
5. In ein Glas füllen und nach Belieben Eiswürfel oder Crushed Ice hinzugeben.

Und das macht diesen Smoothie so gesund:
- Wirkt mild anregend
- Wirkt stark stimmungsaufhellend
- Verbessert Konzentration und Leistungsfähigkeit

Himbeeren Joghurt Smoothie

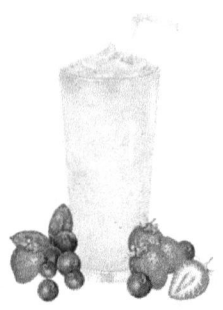

Zubereitungszeit	10 Minuten
Geeignet für	2 Portionen

Zutaten:
- 150 g Himbeeren
- 75 g Naturjoghurt
- 50 ml Mandelmilch
- 1 EL Agavendicksaft
- 1 Prise Zimt

Zubereitung:
1. Die Himbeeren waschen und zunächst allein pürieren.
2. Restlichen Zutaten hinzugeben und erneut durchmixen.

Diabetikersaft

Dieser Saft, der die wohltuenden Aromen einer warmen Bäckerei aufkommen lässt, ist für Diabetiker besonders vorteilhaft, da Zimt einen positiven Einfluss auf das Verdauungssystem haben soll.

Zutaten (1 Portion)
3 Äpfel
2 Birnen
Eine Prise gemahlener Zimt

Wie wird's gemacht?
Die Äpfel und Birnen in einen Entsafter geben. In ein Glas gießen und mit einer Prise Zimt bestreuen. Sofort servieren.

Entschlackender-Smoothie

Zutaten

2,5 Handvoll	Spinat
4	Karotten
1	**Zitrone, Saft davon**
1	Apfel
1,5 Handvoll	Weintrauben
1 Glas	Wasser

Arbeitszeit: ca. 11 Min.
Zubereitungszeit: ca. 6 Min.
Schwierigkeitsgrad: simpel
Kalorien p. P.: keine Angabe

Zubereitung

Gemüse und Obst abwaschen, dann klein schneiden. Alles in einen Standmixer füllen, mit dem Wasser aufgießen, pürieren.

Erdbeer Spinat Smoothie

Zutaten für 1 Person (387 kcal)
- 300 ml Sojadrink
- 2 Datteln (entsteint)
- 1 TL Kokosmus
- 1 handvoll Babyspinat
- 1 handvoll Erdbeeren
- 1 handvoll Cashewkerne
- 3 Eiswürfel

Alle aufgelisteten Zutaten in den Mixer oder Smoothie Maker geben und zu einem cremigen Saft mixen. Nachdem mixen, wenn möglich sofort genießen.

Apfel Zimt Smoothie

Zutaten für 1 Person (280 kcal)

- 120 ml fettarme Milch
- 175 gr fettarmes griechisches Joghurt
- 1 Banane (geschält)
- 1 Apfel geschält und entkernt
- 5 Mandeln
- 1/4 TL Zimt

Alle aufgelisteten Zutaten in den Mixer oder Smoothie Maker geben und zu einem cremigen Saft mixen. Nach dem Mixen wenn möglich sofort genießen.

Grüner Wassermelonen-Zimt Smoothie

Zutaten
2 Becher Honigmelone, gewürfelt
6 Blätter frische Minze
1/2 Gurke mit Schale
Eine gefrorene Banane
Ein Teelöffel Limettensaft
3 Becher Datteln
250ml Mandelmilch, ungesüßt

Zubereitung
Beginnend mit der Flüssigkeit, alle Zutaten im Mixer auf hoher Geschwindigkeit für 30 Sekunden mixen.

Johannisbeeren Smoothie

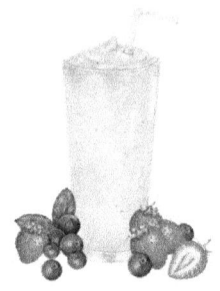

Zubereitungszeit	5 Minuten
Geeignet für	2 Portionen

Zutaten:
- 120 g Johannisbeeren
- 1 Banane
- 100 ml roter Traubensaft
- 1 Msp. Kardamom
- 1 Spritzer Zitronensaft
- 1 EL Agavendicksaft

Zubereitung:
1. Die Johannisbeeren abspülen und die Banane schälen.

2. Anschließend alle Zutaten durchmixen und den Smoothie vor dem Servieren im Kühlschrank kaltstellen.

Raus aus den Federn!

Ein wunderbarer Saft mit dem warmen Kick des Ingwers, um deinen Frühstücks-Smoothie zu beleben.

Zutaten (1 Portion)
2 Äpfel
3 Karotten, geschnitten
1cm Stück frischer Ingwer, geschält

Wie wird's gemacht?
Alle Zutaten in einen Entsafter geben. In ein Glas geben und sofort servieren.

Wassermelonen-Gurken-Smoothie/Slushie

Zutaten

640 g	**Wassermelone gewürfelt**
110 g	**Gurke(n) gewürfelt**
8 Blätter	**Minze**
2 EL	**Limettensaft**
2 EL	**Zucker**
60 ml	**Wasser**

Arbeitszeit: ca. 11 Min.
Zubereitungszeit: ca. 6 Min.
Schwierigkeitsgrad: simpel
Kalorien p. P.: keine Angabe

Zubereitung

Die Wassermelonen-Würfel über Nacht im Kühlfach gefrieren lassen (nur für die Slushie Variante).

Am nächsten Tag einfach alle Zutaten zusammen im geeigneten Mixer einige Minuten pürieren.

Herbst Power Smoothie

Zutaten für 1 Person (295 kcal)
- 1 Banane (geschält)
- 150 ml frisch gepresster Orangensaft
- 1 Apfel (entkernt)
- 100 g Tiefkühl-Beerenmischung
- 1 walnussgroßes Stück Ingwer
- 5 Blätter Minze
- 1 Teelöffel Honig
- 1 Esslöffel Mandelmus

Alle aufgelisteten Zutaten in den Mixer oder Smoothie Maker geben und zu einem cremigen Saft mixen. Nachdem mixen, wenn möglich sofort genießen.

Apfel Fenchel Smoothie

Zutaten für 1 Person (213 kcal)

- 100 ml Wasser
- 1 Birne
- 1 Apfel
- 1 kleine Fenchelknolle,
- 2 getrocknete gewürfelte Feigen
- 5 g frischer geschälter Ingwer
- 1 Kästchen Kresse

Alle aufgelisteten Zutaten in den Mixer oder Smoothie Maker geben und zu einem cremigen Saft mixen. Nach dem Mixen wenn möglich sofort genießen.

Mango Erdbeeren Smoothie

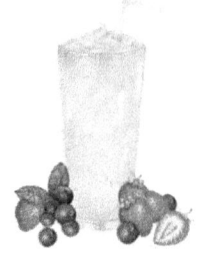

Zubereitungszeit	10 Minuten
Geeignet für	2 Portionen

Zutaten:
- 1 Mango
- 175 g Erdbeeren, tiefgekühlt
- ½ Zitrone
- 60 ml Wasser
- ½ TL Zimt

Zubereitung:
1. Die Mango schälen und entkernen.
2. Alle Zutaten zusammen im Mixer pürieren

Gemüsesaft

Dies ist eine Mahlzeit aus dem Glas: voll von Geschmack, Vitamin C und essentiellen Mineralstoffen wie Eisen.

Zutaten (1 Portion)
1 Brokkoliröschen
2 Selleriestangen, geschnitten
1 Karotte, geschnitten
1 rote Paprika, entkernt
4 Tomaten
60g lose gepackte Petersilienblätter
120g Brunnenkresse
Eine Prise Salz

Wie wird's gemacht?
Alle Zutaten in einen Entsafter geben. In ein Glas geben und sofort servieren.

Mango-Wassermelonen-Smoothie

Zutaten

¹/₂	**Wassermelone**
1,5	Mangos
6	**Himbeeren**
30	Heidelbeeren

Arbeitszeit: ca. 16 Min.
Zubereitungszeit: ca. 11 Min.
Schwierigkeitsgrad: simpel
Kalorien p. P.: keine Angabe

Zubereitung
Wassermelone schälen, kleinschneiden, dann entsaften.
Mango schälen, dann kleinschneiden.
Mango und Beeren pürieren, Saft der Melone zugeben.

Herbstlicher Schoko Traum

Zutaten für 1 Person (410 kcal)
- 0/5 Avocado (entsteint)
- 1 EL Kakaopulver
- 1 TL Macapulver
- 300 ml Erdmandelmilch
- 2 weiche Datteln (entsteint)

Alle aufgelisteten Zutaten in den Mixer oder Smoothie Maker geben und zu einem cremigen Saft mixen. Nachdem mixen, wenn möglich sofort genießen.

Frühstücks Smoothie

Zubereitungszeit	5 Minuten
Geeignet für	2 Portionen

Zutaten:
- 175 g Erdbeere, tiefgekühlt
- 1 Banane
- 45 g Haferflocken
- 350 ml Hafermilch
- 1 TL Zimt

Zubereitung:
1. Zuerst die tiefgekühlten Erdbeeren mit der Milch im Mixer vermengen.
2. Banane klein schneiden und mit den restlichen Zutaten in den Mixer geben, alles fein pürieren.

Gemischter Beeren-Milchshake

Die Aromen von gemischten Beeren ergeben ein wunderbar kühles Sommergetränk.

Zutaten (1 Portion)
je 240g Blaubeeren, Brombeeren, Erdbeeren und Himbeeren
300ml Vanilleeiscreme
2 Esslöffel Milch

Wie wird's gemacht?
Alle Zutaten in einen Mixer geben und 1 Minute lang mischen. In ein Glas geben und sofort servieren.

Kiwi - Mango - Ingwer – Smoothie

Zutaten

1	Mango
2	Kiwis
1,5	Ingwer
4,5	Orangen
1,5	Limetten
7 Würfel	Eis

Arbeitszeit: ca. 11 Min.
Zubereitungszeit: ca. 6 Min.
Schwierigkeitsgrad: simpel
Kalorien p. P.: keine Angabe

Zubereitung

Ingwer, Mango und Kiwi würfeln.

Orangen und Limette auspressen. Alles mit den Eiswürfeln pürieren.

Cremiger Winter Smoothie

Zutaten für 1 Person (170 kcal)
- 2 Banane (geschält) (reif)
- 1 Handvoll Babyspinat
- 1 EL Zimt
- 100 ml Wasser

Alle aufgelisteten Zutaten in den Mixer oder Smoothie Maker geben und zu einem cremigen Saft mixen. Nachdem mixen, wenn möglich sofort genießen.

Herbstlicher Schoko Traum

Zutaten für 1 Person (410 kcal)

- 0/5 Avocado (entsteint)
- 1 EL Kakaopulver
- 1 TL Macapulver
- 300 ml Erdmandelmilch
- 2 weiche Datteln (entsteint)

Alle aufgelisteten Zutaten in den Mixer oder Smoothie Maker geben und zu einem cremigen Saft mixen. Nach dem Mixen möglichst sofort genießen.

Obst Spinat Smoothie

Zubereitungszeit	5 Minuten
Geeignet für	2 Portionen

Zutaten:
- 120 g Blattspinat, frisch
- 2 Orangen
- 2 Bananen
- 1 EL Zitronensaft
- 1 Prise Muskat
- ½ TL Chia Samen

Zubereitung:
1. Orangen und Bananen schälen.
2. Blattspinat gründlich waschen und dickeren Stängel entfernen.
3. Alle Zutaten in den Mixer geben und pürieren.

Schoko- und Pistazien-Smoothie

Pistazien lassen sich hervorragend mit vielen Zutaten, insbesondere Schokolade, kombinieren. Probiere dieses Getränk für einen befriedigenden und köstlichen Genuss aus.

Zutaten (1 Portion)
60g geschälte ungesalzene Pistazien
300ml Schokoeiscreme
3 Esslöffel Milch

Wie wird's gemacht?
Alle Zutaten in einen Mixer geben und 1 Minute lang mischen. In ein Glas geben und sofort servieren.

Birnen Winter Zauber

Zutaten für 1 Person (150 kcal)

- 1 Birne (entkernt)
- 1 Banane (geschält)
- 50 ml Orangensaft
- 50 ml Wasser

Alle Zutaten in den Mixer oder Smoothie Maker geben und zu einem cremigen Saft mixen. Nach dem Mixen dann möglich sofort genießen.

Bananen Dattel Shake

Zubereitungszeit	5 Minuten
Geeignet für	2 Portionen

Zutaten:
- 2 Bananen
- 8 Datteln
- 450 ml Mandelmilch
- 1 TL Zimt
- ½ TL Lebkuchengewürz

Zubereitung:
1. Dattel klein hacken, Banane schälen.
2. Im Mixer alles cremig pürieren.

Papaya- und Limettengranita

Die kühnen tropischen Aromen und das zerstoßene Eis machen dieses Getränk zu einer echten Erfrischung.

Zutaten (1 Portion)
1 Papaya, geschält und entkernt
480g Eiswürfel
Saft aus 1 Limette

Wie wird's gemacht?
Die Papaya in einen Entsafter geben. Über die Eiswürfel und den Limettensaft in einen Mixer gießen und 1 Minute lang mischen. In ein Glas geben und sofort servieren.

Bananen Schoko Winter genuss

Zutaten für 1 Person (270 kcal)

- 250 ml warme Mandelmilch (warm oder heiß)
- 1 Banane (geschält)
- 2 EL rohes Kakaopulver
- 1 EL Leinsamen
- 1 TL Zimt

Alle aufgelisteten Zutaten in den Mixer oder Smoothie Maker geben, zu einem cremigen Saft mixen. Nach dem Mixen wenn möglich sofort genießen.

Apfelstreusel Smoothie

Apfelstreusel mit Vanilleeis ist ein sehr beliebtes Dessert, besonders im Herbst. Hier werden die Streusel und das Eis zu einem üppigen Smoothie vermischt.

Zutaten (1 Portion)
240g gedünstete Äpfel
¼ Teelöffel Zimt
240ml Vanilleeiscreme
3 Esslöffel Schlagsahne
1 Haferkeks, zerbröckelt

Wie wird's gemacht?
Alle Zutaten mit Ausnahme des zerbröckelten Kekses in einen Mixer geben und 1 Minute lang mischen. In ein Glas gießen und mit dem zerbröckelten Keks belegen. Sofort servieren.

www.ingramcontent.com/pod-product-compliance
Lightning Source LLC
Chambersburg PA
CBHW071447070526
44578CB00001B/240